Vegetarier - gottlose Ketzer?

Was Vegetarier und Fleischesser gleichermaßen wissen sollten

W0179954

VEGETARIER - GOTTLOSE KETZER?

Was Vegetarier und Fleischesser gleichermaßen wissen sollten

Ulrich Seifert

Gabriele-Verlag
Das Wort

Vegetarier - gottlose Ketzer?
Was Vegetarier und Fleischesser gleichermaßen wissen sollten
1. Auflage Mai 2012
© Gabriele-Verlag Das Wort GmbH
Max-Braun-Str. 2, 97828 Marktheidenfeld
Tel. 09391/504-135, Fax 09391/504-133
www.gabriele-verlag.de

Bildnachweis:
S. 87 © Volker Skibbe/fotolia.com, S. 89 © sci/fotolia.com,
S. 95 oben © cmon/fotolia.com,
S. 95 unten © Siegfried Schnepf/fotolia.com,
S. 101 © Firma V/fotolia.com, S. 140 © diegezeiten/fotolia.com
Seiten 59, 71, 79, 80, 93, 101 Archiv Gabriele-Verlag Das Wort

Druck: KlarDruck GmbH, Marktheidenfeld

ISBN 978-3-89201-345-7

*Für die Tiere,
unsere Mitgeschöpfe
aus Gottes Hand*

Die Hoffnung der Tiere

Ich schließe ... an jenem Tag einen Bund
mit den Tieren des Feldes und den Vögeln des Himmels
und mit allem, was auf dem Erdboden kriecht.
Ich zerbreche Bogen und Schwert,
es gibt keinen Krieg mehr im Land,
ich lasse sie Ruhe und Sicherheit finden. (Hosea 2/20)

Dann wohnt der Wolf beim Lamm,
der Panther liegt beim Böcklein.
Kalb und Löwe weiden zusammen,
ein kleiner Knabe kann sie hüten.
Kuh und Bärin freunden sich an,
ihre Jungen liegen beieinander.
Der Löwe isst Stroh wie das Rind.
Der Säugling spielt vor dem Schlupfloch der Natter,
das Kind streckt seine Hand in die Höhle der Schlange.
Man tut nichts Böses mehr
und begeht kein Verbrechen
auf Meinem ganzen heiligen Berg;
denn das Land ist erfüllt von der Erkenntnis des Herrn,
so wie das Meer mit Wasser gefüllt ist. (Jesaja 11, 6-9)

Inhalt

9

11

Vorwort

Wie fühlt man sich als Ketzer? Ausgegrenzt, belächelt, verachtet? Nur die schon etwas älteren unter den heutigen Vegetariern können sich noch an das Unverständnis, das Misstrauen, ja bisweilen sogar an die Feindseligkeit erinnern, die ihnen noch vor wenigen Jahrzehnten entgegenschlugen, wenn sie konsequent auf Fleisch verzichteten.

Heute hat sich der Wind längst gedreht. Heute sind Vegetarier keine „Ketzer" mehr, sondern sie verkörpern den neuen Trend. Weshalb dann noch von Vergangenem reden?

Weil es, genau besehen, keine Vergangenheit ist. Weil die Tiere noch immer entsetzlich leiden. Weil die Grausamkeit des Menschen gegen seine Übernächsten, die Tiere, sogar noch zunimmt. Und weil sich noch immer kaum jemand darüber Gedanken macht, weshalb das so ist. Wodurch wird das Verhalten von uns Menschen geprägt und mehr oder weniger gesteuert? Nicht zuletzt von religiösen Vorstellungen – oder auch von ethisch-moralischen Werten, die uns in Elternhaus, Schule, Kirche vermittelt wurden – oder eben nicht.

Was nützt der Trend zur vegetarischen oder veganen Ernährung dem Schwein oder Rind, das gerade jetzt, in diesem Augenblick, aufgrund unzureichender Betäubung bei lebendigem Leib aufgeschnitten und enthäutet wird? Aus Sicht unserer Übernächsten, der Tiere, kommt die ersehnte Trendwende noch immer – im wahrsten Sinn des Wortes – entsetzlich langsam voran, dauert die Bewusstseinserweiterung ihrer begriffsstutzigen und unfassbar gefühllosen „großen Geschwister" auf zwei Beinen gefühlte Ewigkeiten. Die „ewige Hölle", die die Priester einst erfanden, um uns Menschen besser in Schach halten zu können – hier ist sie tatsächlich blutige Wirklichkeit.

Doch die Priesterkaste – sie hat nicht nur die Tier-„Hölle" eingerichtet. Nein, sie hat alle Menschen, die sie in ihren Bann ziehen konnte und noch immer kann, als Quälpersonal, als Unterteufel in Menschengestalt für diesen Höllenbetrieb rekrutiert. Vom ersten Tierhalter bis zum letzten Verbraucher.

Nein: Der Titel dieses Buches – und der Fernsehsendungen, auf denen es beruht – ist beileibe keine symbolisch-allegorische Übertreibung. „Vegetarier – gottlose Ketzer?" – das ist keine provozierend-ironische Überspitzung, o nein: Das beschreibt schlicht und ergreifend die Sicht der Kirche bis zum heutigen Tag. In ihrer „Geschäftsordnung" ist es niedergelegt – und in diesem Buch schwarz auf weiß nachzulesen.

Je mehr von uns Menschen hier gründlich nachforschen und alsdann folgerichtig entscheiden, desto mehr wächst die Hoffnung der Tiere, dass der Trend sich beschleunigt – und dass ihnen endlich die Achtung und Liebe entgegengebracht wird, die ihnen als unseren Mitgeschöpfen zusteht.

Matthias Holzbauer

Es herrscht Krieg gegen die Tiere.

Die Welt, in der wir leben, und wie sie uns tagtäglich von den Medien präsentiert wird, ist vielfach von Verbrechen geprägt. Das macht Schlagzeilen, davon ist weltweit in den Medien zu hören und zu lesen – während andere Grausamkeiten gar nicht als die brutalen Verbrechen, die sie sind, wahrgenommen werden: der Raubbau etwa an der Mutter Erde oder die Zerstörung der vor kosmischer Strahlung schützenden Erdatmosphäre, aber auch die Verbrechen an den Tieren für die Fleischproduktion, für die Pelzproduktion, bei den Tierversuchen und vieles andere mehr!

Über die folgenschweren Vergehen an den Tieren und an der Natur gehen die meisten Zeitgenossen auch deshalb so leichtfertig hinweg, weil diese Abscheulichkeiten durch eine entsprechende Gesetzgebung in die weltliche Legalität gehoben, also zum weltlichen Recht erklärt, ja oftmals noch – ein Gipfel des Zynismus! – mit dem Segen der Kirchen dem allzu leichtgläubigen Volk als „gottgefällig" untergeschoben werden.

Nehmen wir nur einmal die Tierschutzgesetze. Diese sind für die Tiere eine reine Farce. Sie dienen nur der Gewissensberuhigung des Volkes, bringen aber zum Schutz der Tiere so gut wie nichts! Solange man mit den Tieren so umgeht, wie sie bislang behandelt werden, und das in einer sich „christlich" nennenden Gesellschaft, ist das sogenannte Tierschutzgesetz das Papier nicht wert, auf dem es geschrieben steht. Und solange die Tiere für die Gesellschaft mehr oder weniger – mit Verlaub – nur zum Fressen da sind und das lebendige, beseelte Wesen in ihnen, das Mitgeschöpf aus Gott, überhaupt nicht wahrgenommen und geschützt wird, haben die Tiere nicht die geringste Chance auf ein würdiges Leben, weil der sogenannten christlichen Gesellschaft eine wahre ethische und moralische Bildung weitestgehend fehlt.

Gesetzesvorschläge von Tierschützern für einen verbesserten Tierschutz scheitern immer wieder auch an den sich „christlich" nennenden Parteien, die den im Gesetz verankerten Tierschutz für ausreichend erklären. Welch ein Hohn, welch ein Zynismus, welch ein geistiges Armutszeugnis stellt diese Einstellung dar, wenn man an die Millionen und Abermillionen Tiere denkt, die bei lebendigem Leib gehäutet und zerstückelt werden! Von der oftmals bestialischen Tierhaltung noch gar nicht zu reden. Doch in den Parlamenten sitzen zum Leid der Tiere Abgeordnete eines offensichtlich ethisch und moralisch tief stehenden Volkes und bringen häufig ihr katholisches oder lutherisches Muster, also lediglich hohle Tierschutz-Floskeln in die Debatten ein. Diese katholischen und auch lutherischen Muster heißen aber letztlich: Krieg gegen die Geschöpfe Gottes, Krieg gegen die Tiere!

Wer glaubt, dass das Gedankengut des Katechismus außerhalb der Kirchen weniger Einfluss habe, der nehme folgendes Zitat des erklärtermaßen besonders katholischen CSU-Bundestagsabgeordneten Norbert Geis vom 17.5.2002 zur Kenntnis:

*„Es ist ja kein Geheimnis, dass wir uns lange Zeit gegen die Verankerung des Tierschutzes in unserer Verfassung gewehrt haben. ... weil es immer Bestrebungen gab, unserer Verfassung von ihrer Grundausrichtung her eine ökozentrische Grundausrichtung zu geben. ... Nach unserer Auffassung ... ist der **Mensch** das alleinige **Rechtsobjekt** unserer Rechtsordnung. Es gab schon immer den Versuch, daneben auch den Pflanzen, den Tieren und anderen Schöpfungselementen und der Natur insgesamt Rechte einzuräumen. ... die Tiere sind nach unserem Verständnis Mitgeschöpfe. ... Es ist aber kein Rechtssubjekt. In diesem Sinne ist es kein Individuum....*

Das Tier hat keine Pflichten gegenüber dem Menschen. Deswegen hat es gegenüber dem Menschen auch keinen Anspruch auf artgemäße Haltung. Die möglichen Erschwernisse für Wirtschaft und Forschung waren nicht Grund unserer Zurückhaltung. Vielmehr war und ist es unser Anliegen, dass der Mensch Mittelpunkt der Verfassung bleibt." [1]

Übrigens ist der Katholik Geis auch Träger des Päpstlichen Gregorius-Ordens, gestiftet für den Eifer in der Verteidigung der katholischen Religion!
Wie soll dieses Hin und Her, diese Floskeln, diese Herzenskälte, die da zum Ausdruck kommt, den Tieren in irgendeiner Art und Weise helfen und sie von ihrem milliardenfachen, erbärmlichen Leiden erlösen?

Sicher gibt es auch innerhalb der Kirchen Menschen, die die Tiere und die Natur achten und deshalb zum Beispiel vegetarisch leben. Doch solange die verbindlichen Lehraussagen der Kirchen gegen die Natur und gegen die Tiere, also gegen das Leben, das Gott ist, Bestand haben und das Volk diese verbindlichen Lehraussagen unter Androhung einer ewigen Verdammnis glauben muss, werden Nachfolger des Nazareners die Unwahrheiten, die Verdrehungen und verhohlenen Gegensätzlichkeiten aufdecken und die Wahrheit offen aussprechen.

Die Verdrehung und Verfälschung der Zehn Gebote Gottes und der Lehren der Bergpredigt durch die Priesterkaste ändert nichts an deren Gültigkeit!

Gott, der Allgeist, die All-Intelligenz, der freie Geist, ist nicht das weltliche Recht, sondern die Gerechtigkeit und Seine ewig waltenden Gesetze sind es, die letztlich zählen. Gott lässt Seiner nicht spotten. „Was der Mensch sät, wird der Mensch ernten", so heißt es schon bei Paulus in der Bibel der Kirchen.

Diese geistige Gesetzmäßigkeit werden auch alle weltlichen Gesetzgeber sowie auch Kirchenfunktionäre irgendwann erfahren müssen; viele eventuell erst als arme Seelen in den Stätten der Reinigung.

Auszüge aus den ewig waltenden kosmischen Gesetzen, die Lebensanweisungen für uns Menschen sind, offenbarte Gott, der Ewige, durch Seine wahren Propheten. Vor allem sind es die Zehn Gebote Gottes, die durch Mose offenbart wurden, und es ist die Bergpredigt des Jesus von Nazareth, des Christus Gottes, dessen Namen die schlimmsten Verbrecher und Despoten in Politik und Kirche für ihre satanischen Werke bis heute missbrauchen.

Immer mehr Menschen mit geschichtlicher Bildung wissen, und viele Menschen, für die ethische und moralische Werte keine Floskeln, keine Fremdwörter sind, also Menschen mit Herzensbildung, erfassen und begreifen: Die Zehn Gebote Gottes wurden von Beginn an durch die Priesterkasten der jeweiligen Zeitepoche nach Belieben verfälscht, verbogen und ihren politisch durchsetzbaren Machtansprüchen angepasst. Sie legten das Wort Gottes immer entsprechend den Erfordernissen ihrer politischen Mehrheiten aus, die sie kauften oder erpressten, und entsprechend ihren oftmals despotischen Süchten, Leidenschaften, egoistischen Neigungen, Begehrlichkeiten und vielem anderen mehr.

Gott, der Ewige, der All-Geist, den wir unseren himmlischen Vater nennen, der der Vater der Liebe ist, der freie Geist, das unendliche Bewusstsein, hat keine Priester ernannt, keine Kirchen aus Stein gewollt und keine Religionen gegründet, denn Er ist der freie Geist der Liebe und der Einheit von Mensch, Natur und Tieren. Der ewige Geist, Gott, das universale Bewusstsein, hat aber Propheten berufen, um Sein Wort und Seinen Willen den Menschen zu offenbaren, und Er hat uns Seinen Sohn gesandt, Jesus von Nazareth, den Christus Gottes, der durch Seine Erlösertat die ganze Schöpfung gerettet hat. Von Kirchen, Dogmen, Riten, Sakramenten, Hostien, Priesterkasten, Opferkulten und anderem sprach ER, Christus, nicht. Ganz im Gegenteil: Zeit Seines Lebens hat Er dagegen angekämpft!

Bis heute ist Fakt: Die Lehren des Jesus von Nazareth, die Lebensanweisungen des Sohnes Gottes für ein gesetzmäßiges Leben auf Erden, die in Seiner Bergpredigt niedergeschrieben sind, werden von der sogenannten christlichen Gesellschaft und der institutionellen Kirchenpriesterkaste in Wahrheit verworfen, in eine ferne Zukunft verlagert und als zu utopisch für diese Welt abqualifiziert.

Doch ob es den Priestern und den C-Politikern passt oder nicht, ob ihr Bewusstsein zu eng ist, um die kosmischen Gesetze zu erfassen oder nicht, ob sie wider besseres Wissen gegen den Christus Gottes handeln oder nicht: Die Bergpredigt Jesu war und ist der Schlüssel des Christus Gottes, um das Himmelreich aufzuschließen und um das Friedensreich Jesu Christi auf dieser Erde Wirklichkeit werden zu lassen.

Im Friedensreich Jesu Christi, das angesagt ist und auf einer gereinigten Erde kommen wird durch Menschen, die Seinen Willen, die Gesetze des Lebens, im Alltag erfüllen, wird kein Blut mehr vergossen, auch nicht das der Tiere. Es wird aber auch keine

Kirchen aus Stein mehr geben mit Priestern, Bischöfen, Kardinälen und schon gar keinen Papst mehr.
Dieses Menschenwerk fällt, wie vieles andere auch,
der Umwandlung anheim. Diese Zeit geht zu Ende,
ein neues Zeitalter beginnt.

Das Friedensreich Jesu Christi fällt jedoch nicht vom
Himmel – es kommt nur durch die Erfüllung der
Lehren des Jesus, des Christus, entsprechend Seinen
Worten am Ende der Bergpredigt:

*„'Wer diese Meine Worte hört und danach handelt,
ist wie ein kluger Mann, der sein Haus auf Fels baute.
Als nun ein Wolkenbruch kam und die Wassermassen
heranfluteten, als die Stürme tobten und an dem Haus
rüttelten, da stürzte es nicht ein; denn es war auf Fels
gebaut. Wer aber Meine Worte hört und nicht danach
handelt, ist wie ein unvernünftiger Mann, der sein
Haus auf Sand baute. Als nun ein Wolkenbruch kam
und die Wassermassen heranfluteten, als die Stürme
tobten und an dem Haus rüttelten, da stürzte es ein
und wurde völlig zerstört.'
Als Jesus diese Rede beendet hatte, war die Menge
sehr betroffen von Seiner Lehre; denn Er lehrte sie
wie einer, der [göttliche] Vollmacht hat, und nicht wie
ihre Schriftgelehrten."* (Mt 7, 24-28).

Dazu einige Gedanken und Fragen zum Nachdenken: Warum haben die Kirchen in 2000 Jahren nicht getan, was Jesus von Nazareth lehrte? Warum haben sie stattdessen alle wahrhaft christlichen Bewegungen, die die Lehren des Nazareners in der Tat ernst nahmen, verfolgt, ermordet und oftmals bis auf das letzte Kind blutigst ausgemerzt? Und wer war das? Wer?

Jesus, der Christus sprach schon damals, und Sein Wort gilt in alle Ewigkeit:

> *„Ihr aber sollt euch nicht Rabbi [also Priester] nennen lassen, denn nur einer ist euer Meister, ihr alle aber seid Brüder. Auch sollt ihr niemanden auf Erden euren Vater nennen, denn nur einer ist euer Vater, der im Himmel."*

Warum aber gibt es dann einen sogenannten Heiligen Vater in Rom? Wer will das? Was soll das? Welche Früchte sind daraus hervorgegangen? Schauen wir in die Welt. Schauen wir genau hin! *Das* sind offensichtlich die Früchte der veräußerlichten Kirchen!

Und genauso deutlich wie gegen die Priester sprach Jesus, der Christus, gegen das Töten der Tiere – Er sprach:

„Wahrlich, Ich sage euch, darum bin Ich in die Welt gekommen, dass Ich abschaffe alle Blutopfer und das Essen des Fleisches der Tiere und Vögel, die von den Menschen geschlachtet werden.

Am Anfang gab Gott allen die Früchte der Bäume und die Saaten und die Kräuter zur Nahrung; doch die, welche sich selbst mehr liebten als Gott oder ihre Nächsten, verdarben ihre Sitten und brachten Krankheiten in ihre Körper und erfüllten die Erde mit Begierden und Grausamkeit. Nicht durch das Vergießen von unschuldigem Blut, sondern durch ein rechtschaffenes Leben werdet ihr den Frieden Gottes finden.

Ihr nennt Mich den Christus Gottes, und ihr sprecht wahr; denn Ich Bin der Weg, die Wahrheit und das Leben. Gehet diesen Weg, und ihr werdet Gott finden. Suchet die Wahrheit, und die Wahrheit wird euch frei machen." („Das Evangelium Jesu", Kap. 75, 7-12)

Das Schlachten der Tiere war und ist Gott ein Gräuel und hat mit wahrem Christentum nichts zu tun!

Die Verfälschung der Lehre des Jesus von Nazareth durch die kirchlichen Funktionäre sowie die kolossale Irreführung der Völker, durchgesetzt mit oftmals nackter, bestialischer Gewalt durch Staat und Kirche, abgesegnet durch die Kirchengesetze, haben die Welt in den Zustand gebracht, in dem sie sich heute befindet.

All das Leid auf dieser Welt, vor allem auch das unermessliche Leid der Tiere, mit all den sadistischen, gleich satanischen, Auswüchsen, ist ganz besonders die Schuld derer, die in Wirklichkeit verkleidete heidnische Priester sind, sich aber „christlich" nennen und den institutionellen Kirchen seit Jahrhunderten vorstehen, obwohl sie die geistigen Lehren des Nazareners, Jesus, des Christus, bis heute für reine Utopie halten.

Das Leid dieser Welt ist folglich die Schuld derer, die sich scheinheilig als „christliche" Leitfiguren ausgeben und das Volk weiterhin, entgegen den wahren christlichen Lehren, manipulieren – ganz besonders auch, was die Ernährung der Menschheit angeht, vor allem das Essen von Tierkadavern mit seiner verheerenden Auswirkung für die einzelnen Menschen und Seelen sowie für die ganze Menschheit. Historisch betrachtet, ist es nichts weiter als der alte heidnische Blutkult, das Essen von Tieropfer-Fleisch.

Die ersten Christen hingegen waren, wie Jesus von Nazareth selbst, Pazifisten, Kriegsdienstverweigerer, Tierschützer und Vegetarier. Für Menschen, die geschichtliche Belege suchen, gibt es die alten überlieferten Schriften. Es gibt die Briefwechsel von verschiedensten historischen Persönlichkeiten aus den ersten Jahrhunderten, die eindeutig belegen: Fleischkonsum war und ist Gott ein Gräuel und hat mit Christentum nichts, aber auch gar nichts zu tun!

Mit welcher Berechtigung sollen wir all den Priestern, Pfarrern, Bischöfen und sonstigen Meinungsbildnern denn noch Glauben schenken, die uns Menschen allzu viele Unwahrheiten – wie auch die des angeblich von Gott erlaubten Fleischessens – weiterhin auftischen wollen? Denn: Die Dogmen und Lehrverkündigungen der Kirchen sind Menschenwerk. Jesus, der Christus, hat das nicht gelehrt. Jesus, der Christus, hat keine Kirche gegründet und keine Priester berufen.

Auch wenn in den Dogmen dreist versucht wird, einen Anspruch von Jesus, dem Christus, abzuleiten

– alle diese Redewendungen und teilweise absurden Erklärungen sind Menschenwerk, die nichts, aber auch gar nichts mit dem im Äußeren einfachen, mutigen Mann, dem Zimmermann aus Nazareth, Jesus Christus, dem Sohn Gottes, und Seiner schlichten Lehre der Bergpredigt zu tun haben. Er, Christus, sprach einfach und schlicht: *„Folget Mir nach!"* Wer die Kirchengeschichte kennt, der weiß, dass diese alles andere als die Nachfolge des Jesus von Nazareth ist.

**Nachfolger des Jesus von Nazareth
in den ersten Gemeinden waren Vegetarier.**

Zum besseren Verständnis dieser deutlichen Aussagen zeigen einige geschichtlich belegte Zitate auf, wie es die Apostel, die Gottespropheten und die Menschen in den ersten Gemeinden mit dem Fleischkonsum hielten.

Petrus erklärt, er lebe von Brot und Oliven, denen er teilweise Gemüse zufüge.

„Das widernatürliche Essen von Fleisch ist ebenso vergiftend wie die heidnische Anbetung von Teufeln mit ihren Opferungen und unreinen Festen. Durch

Teilnahme daran wird der Mensch zum Tischgenossen von Teufeln." [2]

Von Paulus ist folgende Aussage überliefert:
„Jesus befahl mir, dass ich kein Fleisch esse und keinen Wein trinke, sondern nur Brot, Wasser und Früchte, damit ich rein befunden werde, wenn Er mit mir reden will." [3]

Über den Apostel Matthäus schreibt Clemens von Alexandrien: Dieser
„lebte von Samenkörnern, Baumfrüchten und Gemüsen ohne Fleisch." Und *„Johannes, der die Mäßigkeit im äußersten Grade übte, aß Blattknospen und wilden Honig."* [4]

Nach dem Kirchenhistoriker Hegesipp hat auch Johannes nie Fleisch gegessen. [5]
Jakobus, der Bruder des Herrn, lebte von Sämereien und Pflanzen und berührte weder Fleisch noch Wein. [6] Auch die anderen Apostel und Jünger waren nach dem Zeugnis der Schriftsteller des 2. Jahrhunderts Vegetarier.

„Kirchenlehrer" Quintus Septimus Tertullianus (ca. 150 – ca. 220) wird zu den ältesten Kirchenschriftstellern gezählt. Er teilt die Christen in zwei Gruppen: die „wahren Christen", die sich des Fleisches enthalten, und die „Leiber ohne Seelen", welche Fleisch essen. Tertullian schreibt:

> *„Wie soll ich es bezeichnen, dass ihr glaubt, wir seien nach Menschenblut begierig, da ihr doch wisst, dass wir das Tierblut verabscheuen!"* [7]

Basilius der Große, Erzbischof von Caesarea, ebenfalls „Kirchenvater", überlieferte folgende Aussage:

> *„Solange man mäßig lebt, wird das Glück des Hauses sich mehren; die Tiere werden sich in Sicherheit befinden; man wird kein Blut vergießen, keine Tiere töten ... die Tafel wird nur gedeckt mit Früchten, welche die Natur spendet, und man wird sich damit genügen lassen ..."* [8]

> *„Man kann schwerlich die Tugend lieben, wenn man sich an Fleischgerichten und Festmahlen erfreut."* [9]

Kirchenvater Gregor von Nazianz (ca. 329 – 390) erklärte:

> *„Die Schwelgerei in Fleischgerichten ist ein schändliches Unrecht, und ich wünsche, dass ihr vor allen Dingen bestrebt sein möget, eurer Seele eine Nahrung zu reichen, welche ewige Dauer hat."* [10]

Johannes von Antiochia, genannt Chrysostomos (ca. 349 – 407), berichtete über eine Gruppe von Urchristen Folgendes:

> *„Keine Ströme von Blut fließen bei ihnen, kein Fleisch wird geschlachtet und zerhackt ... Bei ihnen riecht man nicht den schrecklichen Dunst des Fleischmahles ...“* [11]

Der byzantinische Gouverneur Plinius bestätigt seinem römischen Kaiser Trajan (59 – 117) in einem Brief, dass die Christen sich der Fleischnahrung enthalten. [12]

Der Kirchenlehrer Hieronymus
sprach *gegen* das Essen von Tierfleisch.

Hieronymus (347 – 420) erstellte vor ca. 1600 Jahren die erste umfassende Bibelübersetzung. Er wusste, dass Jesus gebot, kein Fleisch zu essen. Warum hat er diese Lehre nicht in das Neue Testament mit aufgenommen, obwohl es apokryphe Schriften gibt, in denen zweifelsfrei davon berichtet wird? Warum nicht?

Dass die Nachfolger des Nazareners Vegetarier waren, machte sie für die Menschen im Volk und bei den Mächtigen, die noch sehr an den alten Blut-opfer-Bräuchen hingen, zu Ketzern, zu einer Rand-gruppe, die es zu bekämpfen galt. (Wie ist es heute?) Hieronymus hätte um sein Leben fürchten müssen, wenn er wahrheitsgemäß das Verbrechen an den Tieren mit in die Bibel aufgenommen hätte.

Doch in einem Brief schrieb der Bibelübersetzer Hieronymus immerhin Folgendes:

„Der Genuss des Tierfleisches war bis zur Sintflut unbekannt; aber seit der Sintflut hat man uns die Fasern und die stinkenden Säfte des Tierfleisches in den Mund gestopft ... Jesus Christus, welcher erschien, als die Zeit erfüllt war, hat das Ende wieder mit dem Anfang verknüpft, so dass uns jetzt nicht mehr erlaubt ist, Tierfleisch zu essen." [13]

So weit der „Kirchenvater" Hieronymus, der von der Kirche zudem als sogenannter „Heiliger" verehrt wird. Warum eigentlich folgen die Leitfiguren der Kirche nicht den Aussagen ihrer eigenen Heiligen? Warum finden sich die höheren ethischen und mo-ralischen Werte der sogenannten Heiligen nicht in den Katechismen und Kirchengesetzen wieder, son-dern nur versteckt in weniger offiziellen Briefwech-seln?

Die Gottespropheten und Jesus von Nazareth sprachen *gegen* das Essen von Tierfleisch.

Auch die Bücher Mose beinhalten noch ursprüngliche Wahrheiten. In der Genesis 1,29-31 lesen wir wie folgt:

„Dann sprach Gott: ‚Hiermit übergebe Ich euch alle Pflanzen auf der ganzen Erde, die Samen tragen, und alle Bäume mit samenhaltigen Früchten. Euch sollen sie zur Nahrung dienen.

Allen Tieren des Feldes, allen Vögeln des Himmels und allem, was sich auf der Erde regt, was Lebensatem in sich hat, gebe Ich alle grünen Pflanzen zur Nahrung.' So geschah es. Gott sah alles an, was Er gemacht hatte: Es war sehr gut.“

Darum der Aufruf: ***Esst kein Fleisch! Esst nicht das Leid der Tiere!*** Fleischessen ist wahrlich gegen das Gesetz des Lebens, das Gott ist.

Warum halten sich die kirchlichen Würdenträger, die Bischöfe und sonstigen Leitfiguren der Kirchen nicht an das, was die Apostel und ihre eigenen sogenannten Heiligen lehren? Warum nicht an das, was ihre eigene Bibel als angeblich unverfälschtes Gotteswort den Menschen, einschließlich der kirchlichen Leitfiguren, der Priester, Bischöfe, Kardinäle und Päpste, gebietet, die doch Vorbilder sein sollten? Warum sprechen und leben die sogenannten kirchlichen Würdenträger genau entgegengesetzt dem, was ihre Pflicht wäre, und lehren das Volk entgegen den Anweisungen Gottes durch Prophetenmund? Warum? Ist das christlich – oder katholisch und lutherisch?

Im Alten Testament können wir weitere klare Aussagen gegen das Fleischessen lesen. Gott sprach durch den großen Propheten Jesaja:

„Wer einen Stier schlachtet, gleicht dem, der einen Mann erschlägt; wer ein Schaf opfert, gleicht dem, der einem Hund das Genick bricht; wer Speiseopfer bringt, gleicht dem, der Schweineblut spendet; wer Weihrauch anzündet, gleicht dem, der Götzen verehrt!" (66, 3)

An anderer Stelle offenbart Gott durch Seinen Propheten Jesaja:

„Und wenn ihr schon eure Hände ausbreitet, verberge Ich doch Meine Augen vor euch, und ob ihr schon viel betet, höre Ich euch doch nicht, denn eure Hände sind voll Blut. Waschet, reinigt euch, tut euer böses Wesen von Meinen Augen, lasst ab vom Bösen; lernt

*Gutes tun, trachtet nach Recht; helfet den Unter-
drückten.“* (1, 15 f.)

Eine weitere Stelle mit dem durch Jesaja offenbarten
Gotteswort lautet:

*„Was soll Mir die Menge eurer Opfer? Spricht der
Herr. Ich Bin satt der Brandopfer von Widdern und
des Fettes von Mastkälbern und habe keinen Gefallen
am Blut der Stiere, der Lämmer und Böcke. Wenn
ihr hereinkommt zu erscheinen von Mir, wer fordert
solches von euren Händen?“* (1, 11 f.)

Eine berechtigte Frage: *„Wer fordert solches von euren
Händen?“* – Forderten es nicht die Priester, die aus
alter heidnischer Tradition heraus das Opfertier
töteten, Teile des Kadavers verbrannten und andere
Teile für ihr persönliches Kadavermahl beanspruch-
ten?

Beim Gottespropheten Hosea lesen wir weiter:

*„Ihr Opferschlachten und Fleischfressen ist Mir ein
Gräuel, und der Herr hat keinen Gefallen daran, son-
dern wird ihrer Missetaten gedenken und sie für ihre
Missetaten heimsuchen.“* (8, 13)

An anderer Stelle heißt es:

„Denn Ich habe Lust an der Liebe und nicht am Opfer,
an der Erkenntnis Gottes und nicht an Brandopfern."
(6, 6)

Auch durch die Gottespropheten Micha und Jeremia
nimmt Gott klar Stellung gegen das Opfern von
Tieren. Im Buch des „Ijob" finden sich noch folgende
Aussagen über die Natur und die Tiere:

„Doch frage nur die Tiere, sie lehren es dich; die Vögel
des Himmels, sie künden es dir. Rede zur Erde, sie
wird dich lehren, die Fische des Meeres erzählen es
dir. Wer wüsste nicht bei alledem, dass die Hand des
Herrn dies gemacht hat. In Seiner Hand ruht die
Seele allen Lebens und jedes Menschen Geist." (12,
7-12)

Das beschreibt auch die Erfahrung so mancher Mys-
tiker. Alles ist also beseelt, alles, auch die Tiere und
Fische, und durch alles Leben spricht der ewige, lebendige Gott! – Wer Ohren hat, der höre!

Deshalb noch einmal der Aufruf:
Esst kein Fleisch! Esst nicht das Leid der Tiere!
Fleischessen ist wahrlich gegen das Gesetz des
Lebens, das Gott ist.

Alle wahren Gottespropheten und die Apostel haben gegen das Töten der Tiere und gegen das Fleischessen gesprochen, ebenso Jesus von Nazareth.

Seine eindringlichen Worte seien hier wiederholt:

„Wahrlich, Ich sage euch, darum Bin Ich in die Welt gekommen, dass Ich abschaffe alle Blutopfer und das Essen des Fleisches der Tiere und Vögel, die von den Menschen geschlachtet werden."

Die Priesterkaste lehrt das Gegenteil dessen, was Gott durch Seine Propheten sprach, und missachtet das, was Jesus von Nazareth lehrte.

Die Priesterkaste hat aus ihren eigenen Kreisen der Schriftgelehrten, Presbyter und später Bischöfe einige zu Kirchenlehrern und Heiligen gemacht, die sie jetzt „Kirchenväter" nennt, und hat sich auf deren Aussagen berufen. Diese Menschen, selbst in ihr Allzumenschliches verstrickt, erlaubten es dem Volk, die Blutopferkulte gleichsam fortzuführen, indem sie das Essen von Tierfleisch erlaubten, weil viele dies nicht lassen wollten.

Doch bis zum heutigen Tag steht die Herabwürdigung des Lebens, die Missachtung der Tiere, im Kirchengesetz. Dass dadurch die Natur und vor allem die Tiere aufgrund des Fleischkonsums der Menschen bestialisch zu leiden haben, das wird konfessionell und institutionell abgesegnet. Von wem?

Liest man auszugsweise einige Lehraussagen der Kirchen in Bezug auf die Tiere, dann erfährt man, welchen Kräften diese Kirchen in Wahrheit dienen. Im katholischen Katechismus heißt es unter Rand-Nr. 2417:

> *„Somit darf man sich der Tiere zur Ernährung und zur Herstellung von Kleidern bedienen. Man darf sie zähmen, um sie dem Menschen bei der Arbeit und in der Freizeit dienstbar zu machen. Medizinische und wissenschaftliche Tierversuche sind in vernünftigen Grenzen sittlich zulässig, wenn sie ... dazu beitragen, menschliches Leben zu heilen und zu retten.“*

Liebe Leser, hier ist Wachsamkeit geboten! Sind dies nicht zum Kirchengesetz gewordene Meinungen von Priestermännern, die von der Schöpfung Gottes ganz offensichtlich nichts verstanden haben? Jesus von Nazareth lehrte das nicht. Und Gott, der Ewige, offenbarte, wie teilweise bereits ausgeführt, durch Seine Prophetinnen und Propheten genau das Gegenteil.

Doch lesen wir weiter. Unter Rand-Nr. 2418 heißt es:

> *„Es widerspricht der Würde des Menschen, Tiere nutzlos leiden zu lassen und zu töten. Auch ist es unwürdig, für sie Geld auszugeben, das in erster Linie menschliche Not lindern sollte. Man darf Tiere gern haben, soll ihnen aber nicht die Liebe zuwenden, die einzig Menschen gebührt."*

Wer hat das bestimmt? Gott sprach durch Seine Prophetinnen und Propheten ganz anders! Und Jesus von Nazareth lehrte das nicht. Also wieder nur eine zum Kirchengesetz gewordene Meinung von Priestermännern, die offensichtlich nichts von der Schöpfung Gottes verstanden haben; von Fleischfressern, die an ihre eigenen Bäuche gedacht haben, sonst nichts – wie sollte man es denn anders nennen?

Der Theologe und Religionswissenschaftler Prof. Hubertus Mynarek schreibt in seinem Buch „Papst-Entzauberung" (2007, S. 18)

> *„Hatte nicht schon der junge Theologieprofessor Ratzinger, damals noch nicht Bischof, Kardinal oder Papst, in seinen Vorlesungen vor seinen Theologiestudenten vollmundig getönt, es könne dem Reh oder Hasen gar nichts Besseres passieren, als geschossen zu werden*

und auf dem Teller des Menschen zu landen, denn damit erfülle es seine Bestimmung, die der Schöpfergott ihm zugeteilt habe."

Das ist Blasphemie in Vollendung, und ein Theologe mit so lebensverachtenden Ansichten wird dann Papst! Das ist die Aussage des heutigen Papstes als junger Theologieprofessor – doch das ist allein seine Meinung, reine Menschenmeinung. Jeder spricht sich selbst, so auch Papst Ratzinger.

Gott sprach durch Seine Prophetinnen und Propheten genau das Gegenteil. Und Jesus von Nazareth lehrte das ebenfalls nicht. Jesus, der Christus, spricht:

„Wahrlich, Ich sage euch, darum Bin Ich in die Welt gekommen, dass Ich abschaffe alle Blutopfer und das Essen des Fleisches der Tiere und Vögel, die von den Menschen geschlachtet werden."

Kirchenvater Augustinus, das „Urbild all der bluttriefenden Inquisitoren": ein „Freund" Joseph Ratzingers

Joseph Ratzinger gibt auch in seinem Buch „Licht der Welt" Einblick in sein Innenleben: *„Aber ich rufe auch die Heiligen an. Ich bin mit Augustinus, mit Bonaventura, mit Thomas von Aquin befreundet. Man sagt dann auch zu solchen Heiligen: ‚Helft mir!'"* [14]

Für welche Werte bzw. Verbrechen solche „Heiligen" zeit ihres Lebens Zeugnis gaben, ergibt sich aus der jahrhundertelangen Kirchengeschichte. In seinem Buch „Kriminalgeschichte des Christentums" hat Karlheinz Deschner Augustinus ein ganzes Kapitel gewidmet, und es heißt dort über diesen „Freund" Ratzingers:

> *„Augustin behauptet, die Kirche gebrauche bei Inanspruchnahme der Staatsmacht keine fremde, sondern ihre eigene, die ihr von Christus verliehene Gewalt."* [15]

Müssten bei dieser Aussage nicht die Abgeordneten der demokratischen Parlamente ganz schnell hellwach werden?!
Was kann das anderes heißen als: Der Staat befindet sich voll in den Fängen der Kirche? Und was die

angeblich von Christus verliehene Gewalt angeht – das kann man nur als weitere Lüge bezeichnen. Doch wer ist der Vater der Lüge?

Weiter schreibt Deschner über Augustinus, den „Freund" Ratzingers:

„Und flossen schon vordem ... ‚Ströme von Blut', so ging es zu seiner Zeit mit gewaltigen Aufständen und Wirren weiter: ‚je schärfer der Staat vorgeht, um so lauter ruft Augustinus Beifall.' ...

Hier zeigt sich der gefeiertste Kirchenvater in seiner ganzen Größe: als Schreibtischtäter und Heuchler; als ein Bischof, der nicht nur während seines Lebens furchtbar wirkte, sondern mehr noch als Initiator des politischen Augustinismus, als Urbild all der bluttriefenden Inquisitoren so vieler Jahrhunderte, ihrer Grausamkeit, Tücke, Bigotterie, als Schrittmacher des Schreckens, des mittelalterlichen Verhältnisses von Kirche und Staat. Denn Augustinus Beispiel erlaubte, Millionen Menschen, Kinder selbst und Greise, Todkranke und Krüppel, durch den ‚weltlichen Arm' in die Folterkeller, die Nacht der Verliese, die Flammen der Scheiterhaufen zu stoßen – und scheinheilig den Staat zu ersuchen, ihr Leben zu schonen!

All die künftig ‚Ketzer' jagenden, ‚Ketzer' marternden, ‚Ketzer' verbrennenden Schergen und Schurken, Fürs-

ten und Mönche, Bischöfe und Päpste konnten sich auf Augustin berufen und beriefen sich auf ihn; die Reformatoren desgleichen." [16]

Jesus, der Christus – nach Kirchenvater Augustinus ebenfalls ein „gottloser Ketzer"

An anderer Stelle heißt es über Augustinus, den „Freund" Ratzingers:

> *„Es fiel ihm nicht schwer, den Staat zu verteufeln, doch seine blutige Praxis zu preisen ... Wer so denkt, ... legt selbstverständlich auch das Gebot ‚Du sollst nicht töten' entsprechend aus. Für die gesamte Natur und Tierwelt gilt es von vornherein nicht. Es verbiete weder, polemisiert Augustin gegen die Manichäer, ‚einen Busch auszureißen', noch betreffe es ‚die unvernünftige Tierwelt', die lediglich durch ‚Leben und Tod unserem Nutzen dienen muss': Machet sie euch untertan! ... Der Mensch aber erscheint Augustin ‚auch im Stande der Sünde fürwahr immer noch besser als das Tier', das Geschöpf ‚niedrigsten Ranges'. Und Vegetarismus schimpfte er ‚eine gottlose Ketzermeinung'."* [17]

Augustinus, der „Freund" Ratzingers, macht hier mit einem Satz die Apostel und frühen Nachfolger des

Nazareners, all diejenigen, die hier als Zeugen für den Vegetarismus genannt wurden, zu „gottlosen Ketzern". Nach Kirchenvater Augustinus sind Petrus und Paulus „gottlose Ketzer". Nach Kirchenvater Augustinus sind die Apostel Matthäus, Matthias, Johannes und Jakobus „gottlose Ketzer". Ebenso Hieronymus, der Bibelübersetzer – nichts als ein „gottloser Ketzer", weil er sich für den Vegetarismus einsetzte. Und schließlich ist sogar Jesus, der Christus, nach Augustinus, dem Freund Ratzingers, nichts als ein „gottloser Ketzer". Solch einen von der Kirche heiliggesprochenen Wortverdreher ganz offensichtlich allerübelster Sorte nennt Joseph Ratzinger seinen „Freund" und betet zu ihm um Beistand und Hilfe. – Wofür?

Hängt Jesus von Nazareth nicht zuletzt wegen solcher schöpfungsverachtenden Lehrmeinungen in der katholischen Kirche immer noch am Kreuz, obwohl Er doch längst auferstanden ist? Als besiegte Trophäe, als der „gottlose" Vegetarier und „Ketzer", der das Opferschlachten und Fleischessen als Sünde verurteilte, der die Priester entlarvte und aufzeigte, wem sie in Wirklichkeit dienten und dienen?

So gewalttätig, menschenverachtend, brutal und selbstherrlich, wie Augustinus die Menschen behandelte, war auch sein Denken in Bezug auf die Tiere und die Natur. Er behauptete:

„So liegt uns fern, wenn wir hören ‚Du sollst nicht töten‘, anzunehmen, es sei Unrecht, einen Busch auszureißen, womit wir dem unsinnigen Irrtum der Manichäer beipflichten würden. Mit solchem Wahn wollen wir nichts zu tun haben.“ [18]

Was Augustinus hier als „unsinnigen Irrtum" der Manichäer bezeichnet, ist aber ein Aspekt des kosmischen Gesetzes der Einheit von Mensch, Natur und Tieren. Und als Gipfel seines zur Schau gestellten gottlosen, somit satanischen Denkens bekennt er freimütig: „Mit solchem Wahn" – den göttlich-kosmischen Gesetzen also – wolle er nichts zu tun haben. Offenbart diese Aussage nicht in Wahrheit das primitive, niedere Bewusstsein des katholischen Kirchenlehrers Augustinus, des „Freundes" Joseph Ratzingers?

Weiter theoretisiert Augustinus, wie immer völlig aus der Luft gegriffen:

„Wenn wir also das Verbot des Tötens nicht auf das Pflanzenreich anwenden, weil es da keine Empfindung gibt, desgleichen nicht auf die unvernünftige Tierwelt mit ihren fliegenden, schwimmenden, lau-

fenden und kriechenden Geschöpfen, weil ihnen im Unterschied von uns keine Vernunft verliehen ist, weswegen auch nach der gerechten Anordnung des Schöpfers ihr Leben und Tod unserem Nutzen dienen muss, so bleibt nur übrig, das Gebot ,Du sollst nicht töten' ausschließlich auf den Menschen zu beziehen, und zwar sowohl auf den anderen als auch auf dich selbst." [19]

Kirchenlehrer Augustinus lehrt in einer anderen Schrift:

„Die Tiere werden nicht erleuchtet, weil die Tiere keine vernünftigen Seelen haben, um die Weisheit sehen zu können. Der Mensch aber ist nach dem Bilde Gottes erschaffen worden; er hat eine vernünftige Seele, um die Weisheit erfassen zu können." [20]

So viel Ungeistigkeit über die Tiere zu produzieren, darauf muss man erst einmal kommen. So viel geistigen Unverstand zu offenbaren, zeigt, wer Augustinus war. Tiere brauchen keine Weisheit „zu sehen". Sie leben in der Weisheit Gottes. Soll das etwa „Weisheit" sein, wenn man die Lehren des Jesus von Nazareth in ihr Gegenteil verkehrt, wie Augustinus es tat? Allenfalls ist es katholisch. Mit Weisheit hat das nichts zu tun, ganz im Gegenteil.

Vielleicht war das einer der Gründe dafür, dass Augustinus, der „Freund" Ratzingers, heiliggesprochen wurde. Wenn es nicht so traurig wäre und für die Tiere trilliardenfaches Leid bedeuten würde, könnte man mitleidig darüber hinwegsehen.

Die furchtbaren Auswirkungen dieser ungeistigen Augustinus-Theorien sind jedoch bis heute Kirchenlehre – obwohl es sogar in Neuner-Roos, „Der Glaube der Kirche in den Urkunden der Lehrverkündigung", über Augustinus wie folgt heißt:

> *„Augustinus hat bekannt, es sei mehr, was er nicht verstehe, als was er verstehe."* [21]

Die zynischen Theorien des Kirchenlehrers Thomas von Aquin: Tiere sind zum Verbrauch bestimmt.

Ein anderer „Freund" Ratzingers, der Kirchenlehrer Thomas von Aquin, behauptet auch einfach einmal so, ohne jeglichen geistigen Hintergrund, und stellt ohne einen Hauch von geistigem Wissen folgende absurde Theorie auf:

> *„Wir glauben, dass allein der Mensch eine substantielle, d.h. durch sich lebendige Seele hat, während die Seelen der Tiere in den Körpern zu Grunde gehen."* [22]

Wer *glaubt*, der *weiß* bekanntlich nicht – was die Kirche aber nicht daran hinderte, unzählige Menschen, die etwas anderes glaubten oder sogar wussten, grausam zu foltern und millionenfach umbringen zu lassen, unter ihnen sehr viele Vegetarier.

Auch heute noch muss jeder Mensch diese satanischen Irrungen als göttliche Wahrheit akzeptieren, also glauben, wenn er nicht auf ewig verdammt werden will – schließlich glaubte oder meinte das ein Kirchenlehrer.

Weiter behauptet Thomas von Aquin, der „Freund" Ratzingers:

> „Keiner sündigt, indem er eine Sache zu dem verwendet, wozu sie bestimmt ist … Wenn deshalb der Mensch die Pflanzen gebraucht für die Tiere, und die Tiere zum Nutzen des Menschen, so ist das nicht unerlaubt. … Im eigentlichen Sinne aber kann ich dem vernunftlosen Geschöpfe nicht Gutes wollen, denn es ist nicht seine Sache, ein Gut zu besitzen …" [23]

> „Schließlich werde das Leben der Tiere und Pflanzen erhalten, doch nicht um ihrer selbst willen, sondern des Menschen wegen." [24]

Von Thomas von Aquin stammt auch die folgende Aussage:

„Wer den Ochsen eines anderen tötet, sündigt nicht durch das Töten des Ochsen, aber durch die Verletzung des Eigentumsrechts eines anderen Menschen. Deshalb ist dies nicht eine Art Sünde des Mordes, sondern eine Sünde des Diebstahls oder des Raubes.“ [25]

An dieser Stelle soll noch einmal der Gottesprophet Jesaja zu Wort kommen, um den Widerspruch, die Fälschung der göttlichen Wahrheit durch die Kirche, aufzudecken. Gott sprach durch Jesaja:

„Wer einen Stier schlachtet, gleicht dem, der einen Mann erschlägt; wer ein Schaf opfert, gleicht dem, der einem Hund das Genick bricht; wer Speiseopfer bringt, gleicht dem, der Schweineblut spendet; wer Weihrauch anzündet, gleicht dem der Götzen verehrt.“

Wer hat nun recht? Der Gottesprophet Jesaja oder der Kirchenlehrer Thomas von Aquin? Konsequenterweise müsste nun *entweder* der Gottesprophet Jesaja aus der Bibel entfernt werden – dann wird sie halt ein bisschen dünner –, oder Thomas von Aquin müsste als falscher Kirchenlehrer und falscher Heiliger, als Irrlehrer und Ketzer seine Kirchenwürden aberkannt bekommen, quasi „ent-heiligt“ werden.

Wissenschaftlich längst widerlegte Vorstellungen und Meinungen der Kirchenlehrer gelten noch immer als Maß aller Dinge.

Erkennt man an diesen Widersprüchen nicht, wem die Kirche dient? Mit den Propheten Gottes will die Kirche offenbar nichts zu tun haben, und das bis heute. Warum wohl?

Die absurden Vorstellungen solcher Kirchenlehrer, deren Theorien wissenschaftlich längst widerlegt sind, was z.B. den Vegetarismus angeht, gelten aus katholischer Sicht immer noch als Maß aller Dinge – und diese „Kirchenlehrer" bittet selbst Papst Ratzinger um Hilfe und Beistand.

Auch die Forschung und die Wissenschaft werden durch den Katechismus und durch die angeblich unfehlbaren Dogmen der Kirche zwangsweise vereinnahmt und unterschwellig zu Gehorsam gegenüber der Kirche gezwungen. So lesen wir in der Dogmensammlung „Der Glaube der Kirche" von Neuner-Roos unter Rand-Nr. 108:

„Der Leitsatz für die Forschung. Auch die weltliche Wissenschaft möge sich um die hohen Aufgaben katholischer Schriftauslegung bemühen." [26]

Als ob sich die Erkenntnisse der Quantenphysik beim Papst erst die Erlaubnis einholen müssten, dass sie existieren!

Oder nehmen wir die Aussage auf Seite 82:

„Aber die Heilige Schrift ist Gotteswort, daher unfehlbar. Nie darf die wissenschaftliche Forschung diese Tatsache außer acht lassen. ... dass zwischen dem Wort der Heiligen Schrift und den Ergebnissen der Wissenschaft kein Widerspruch bestehen kann ..."

Und wenn die Naturwissenschaft die offensichtlichen Hirngespinste der Kirchenlehrer völlig ad absurdum führen würde – es darf nicht sein, weil die Kirchenlehrer es nicht wollen. Und das im 21. Jahrhundert!

Weiter geht es in der offiziellen Lehrsatz-Sammlung der Vatikankirche auf Seite 84:

„Viele Angriffe gegen die Heilige Schrift werden von Seiten der Naturwissenschaften gemacht. Sie sind deshalb so gefährlich, weil sie wegen ihrer großen Anschaulichkeit sehr bestechend wirken."

Jesus, der Christus, spricht sinngemäß: Die Wahrheit wird euch frei machen. – Wovon? Sind es nicht die Kirchen und die äußeren Religionen mit ihren Irrlehren und scheinheiligen Priestern, von denen die Wahrheit uns befreit, die verlogenen und verboge-

nen Riten, Dogmen und Zeremonien, die allesamt
aus dem Heidentum stammen?

Schließlich die Rand-Nr. 103:
> *„Zwischen dem Theologen und dem Physiker kann es*
> *keinen wahren Gegensatz geben, wenn sich nur beide*
> *in ihren Grenzen halten."*

Das heißt im Klartext, an die Physiker gerichtet: Hal-
tet den Mund, und störet unsere Kreise nicht! Denn
es geht sogleich weiter:
> *„Sie sollen sich nur nach der Mahnung des heiligen*
> *Augustinus richten und sich hüten, unerforschte Dinge*
> *bekannt zu nennen ... Was sie"* – also die Physiker
> – *„aber in ihren Werken im Widerspruch zu unserer*
> *Schrift, d.h. zum katholischen Glauben, vorbringen,*
> *davon müssen wir irgendwie zeigen oder doch in zwei-*
> *fellosem Glauben festhalten, dass es falsch ist."*

Oder, wie es Palmström bei Christian Morgenstern
ausdrückt: „... *weil'*, so schließt er messerscharf, *,nicht*
sein kann, was nicht sein darf.'"

Wer widerspricht, wird auf ewig verdammt.

Und wenn doch irgendwann einmal die unabhängige Naturwissenschaft und die unabhängige Geschichtswissenschaft die Oberhand bezüglich der Meinungsbildung des Volkes erlangen sollten und somit all die abscheulichen Verbrechen der Kirchen ans Tageslicht kommen? Die Kirche wird auch dann noch eisern daran festhalten, dass all diese grauenhafte Wahrheit schlichtweg erlogen ist! Das ist katholisch. – Doch wenn die Herren der Kirche wirklich glauben würden, dass der ewige Geist der Liebe, Gott, der Ewige, sie berufen hätte, weshalb haben sie dann so eine Heidenangst vor der Wissenschaft?

Weil es jedoch nicht so ist, weil Gott keine Priester berufen hat, keine Kirchen aus Stein gegründet hat – ganz im Gegenteil –, muss vieles, was der angeblich hohen Geistlichkeit an wissenschaftlichen Erkenntnissen nicht ins Kalkül passt oder ihren immensen Machtanspruch, ihre Habgier und Selbstsucht schmälern könnte, so hingebogen werden, dass auch wissenschaftliche Erkenntnisse, so bahnbrechend und revolutionär sie auch sein mögen, nach Kirchenlehre dennoch „falsch" sind. Das ist wieder das katholische Muster. Lassen wir uns nicht täuschen, besonders dann nicht, wenn es z.B. um unsere

Ernährung geht, um eine vegetarische Lebensweise. Viele Ärzte und Ernährungswissenschaftler wissen, dass vegetarische Ernährung für den menschlichen Körper schon aus rein gesundheitlichen Gründen zu empfehlen ist. Man kann es ja einfach selbst ausprobieren.

Da stellt sich gleich eine weitere Frage: Was lehren die Katechismen und die Dogmen, die Lehrverkündigungen der Kirchen, für den Fall, dass ihre sogenannten Gläubigen den Kirchengesetzen widersprechen?

Die Antwort lautet: Die einzige Alternative, die die Kirche ihren Schäfchen bei Ungehorsam gegenüber den von Menschen gemachten Kirchengesetzen anbietet, ist die ewige Verdammnis! Etwas Derartiges muss aber niemand glauben! Denn Gott ist Liebe. Er verdammt keines Seiner geliebten Kinder.

Kein irdischer Vater würde sein Kind auf ewig verdammen, und Gott, der Ewige, der uns als Seine geistigen Kinder geschaut und geschaffen hat, erst recht nicht. Schließlich würde Er damit auch gegen Seine eigenen ehernen geistigen Gesetze verstoßen. Die Lehre von der ewigen Verdammnis ist Menschenwerk. Sie ist eine der bösartigsten und abscheulichsten Verhöhnungen Gottes durch die Priestermänner – pure Blasphemie.

Tierversuche: unvorstellbare, kirchlich abgesegnete Grausamkeit

Eine Verhöhnung Gottes, der alles Sein beatmet, ist es auch, wie der Mensch in dieser Welt mit den Tieren umgeht – die ja die gottgewollten Mitgeschöpfe der Menschen sind. Ihnen ergeht es so unsagbar grausam, dass ihr zum Himmel schreiendes Elend nicht oft genug und deutlich genug aufgezeigt werden kann. Die Tiere sind wahrlich den verbrecherischen Machenschaften der Spezies Mensch erbarmungslos ausgeliefert – und das alles mit dem Segen der institutionellen, angeblich „christlichen" Kirchen, der Priester, Bischöfe, Kardinäle und des Papstes.

Kommen wir noch einmal auf die Aussagen im Katechismus zurück. Es heißt dort:

„Medizinische und wissenschaftliche Tierversuche sind sittlich zulässig, wenn sie in vernünftigen Grenzen bleiben und dazu beitragen, menschliches Leben zu heilen und zu retten." (Rd.-Nr. 2417)

Was der Vatikan unter Führung des Papstes unter „in *vernünftigen Grenzen sittlich zulässig*" versteht, das kann man aus der folgenden Meldung von Radio Vatikan am 10.12.2011 schließen:

> *„Papst Benedikt hat den Neurophysiologen Prof. Wolf*
> *Singer zum Konsultor des Päpstlichen Kulturrates er-*
> *nannt. Bereits 1992 war er zum lebenslangen Mitglied*
> *der Päpstlichen Akademie der Wissenschaften ernannt*
> *worden."*

Was der auf diese Weise für seine kirchentreuen
Taten belohnte Prof. Dr. Wolf Singer, Direktor des
Max-Planck-Instituts für Hirnforschung in Frankfurt,
mit den Tieren wirklich anstellt, kann man im Internet ausführlich nachlesen. Diese Lektüre ist allerdings nichts für schwache Nerven.

Hier einige Auszüge daraus mit einigen Schilderun-
gen der Versuche, von denen Prof. Singer behauptet,
dass die Belastung der Tiere in der Regel geringer
wäre als bei Kastrationen und Sterilisationen von
Haustieren.

Katzen im Alter von 3 – 5 Wochen wurden betäubt
und in einem sogenannten stereotaktischen Rahmen
fixiert, um völlige Bewegungslosigkeit herzustellen.
Weiter heißt es:

> *„Durch Bohrlöcher im Schädel führten Singer und*
> *sein Team 27 Kanülen in die Hirnrinde ein. … nach*
> *Zunähen der Kopfhaut schälten die Vivisektoren*
> *gleichzeitig den Katzenbabies ein Auge aus. Die Tiere,*
> *falls sie überlebt haben, wurden wochenlang beobach-*
> *tet.*

Für physiologische Aufzeichnungs-Sitzungen erhielten die jungen Katzen erneut Betäubung, vollständige Lähmung sowie künstliche Beatmung.

Nach Beendigung jeder Sitzung wurde das Blut gegen eine Fixierlösung ausgetauscht. Da gute Gewebe-Präparate am lebenden Projekt vorgenommen werden müssen, ist anzunehmen, dass für weitere Untersuchungen ein Austausch Blut gegen Formalin bei lebendigem Leibe erfolgte. Das entfernte, gefriergeschützte Hirn der Katzen wurde zerschnitten, gefärbt und mikroskopisch untersucht, um das Ausmaß der Schädigung durch die Infusionskanülen abzuschätzen und um die Elektrodenbahnen – wenn möglich – wieder zu finden."

Um etwas „abzuschätzen" oder „wieder zu finden", werden hier auf brutalste Art Geschöpfe Gottes bestialisch gequält. Dr. Wolf Singer ist berüchtigt für seine Versuche an Katzen- und Affenhirnen. Doch wer gegen das Leben ist, wer gegen Tiere grausam ist, wird ganz offensichtlich vom Vatikan gefördert. Das ist das katholische Muster.

Fast 3 Millionen Versuchstiere werden allein in deutschen Forschungslabors pro Jahr „verbraucht". Davon ca. 4000 Hunde und 800 Katzen. Das sind ca. 11500

Versuchstiere, die pro Arbeitstag hingemordet werden, oder ca. 1400 Tiere pro Arbeitsstunde. Wie viele der Vivisektoren sich trotzdem scheinheilig „christlich" nennen, ist nicht bekannt. Bekannt ist nur, dass Paulus sagte: Was der Mensch sät, wird der Mensch ernten!

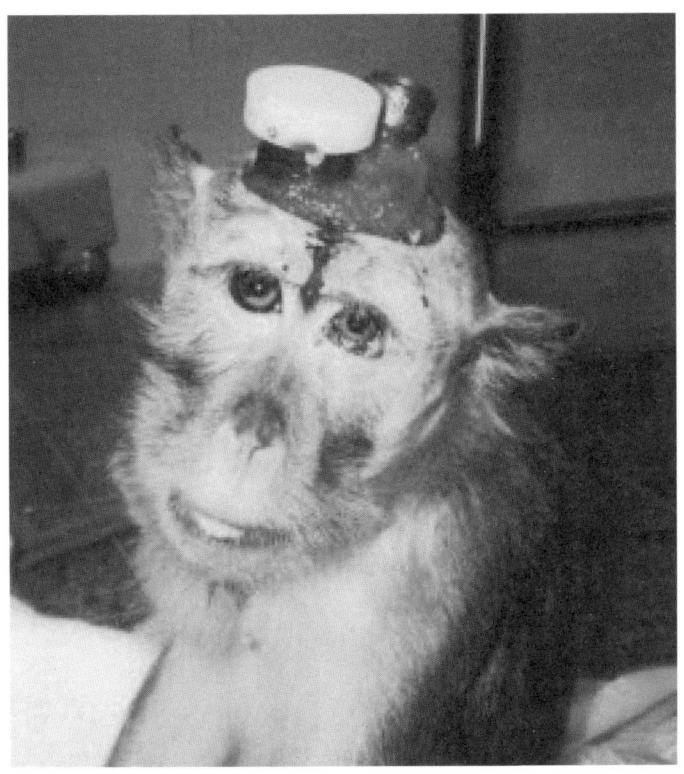

Tierschützer und Vegetarier sind „Ketzer" – von der Kirche ewig verdammt

Machen wir uns bewusst: All diese sadistischen Quälereien werden von den Kirchen abgesegnet. Wenn jemand hingegen, z.B. als Tierschützer, behauptet, dass Tiere eine Seele haben und dass diese Forschungen abartig und pervers sind, so kommt das einer Missachtung der Kirchengesetze gleich. Wer so denkt und redet, ist in den Augen der Kirche ein Ketzer. Missachtet ein ungehorsamer Katholik auch nur eines der gegen das Leben gerichteten Dogmen, Riten und Kulte, nur eine der teilweise abstrusen und brutalen Lehraussagen von Männern, von denen mit großer Sicherheit viele nach heutigem Recht der Gerichtsbarkeit übergeben werden müssten, so droht ihm unweigerlich die ewige Verdammnis. Doch die droht unabhängig davon auch allen Menschen, die nicht katholisch sind; zur Zeit sind das mindestens 5,5 Milliarden Menschen. Also allen Moslems, allen Juden, allen Atheisten, allen Buddhisten, allen Hinduisten usw., denn außerhalb der Kirche gibt es nach katholischer Lehre kein Heil.

Das Ausmerzen der Ketzer – und Tierschutz und Vegetarismus galt schon immer als eines der Hauptindizien für Ketzerei – ist zur Zeit aufgrund einer demokratischen Verfassung in Deutschland auf unbestimmte Zeit verschoben. Doch jeder Katholik hat bis heute *alle* kirchlichen Lehrsätze ohne Ausnahme anzuerkennen. Sonst heißt es auch für den eifrigsten Katholiken: ab in die ewige Verdammnis!

Machen wir uns bewusst, dass die katholische Kirche lehrt: Alle Vegetarier auf Erden sind noch immer gottlose Ketzer und auf ewig verdammt, weil Kirchenlehrer Augustinus, der „Heilige", es so wollte! Augustinus, der besondere „Freund" Ratzingers, den er um Beistand und Hilfe bittet!

Machen wir uns bewusst, dass die katholische Kirche lehrt: Alle Vegetarier auf Erden sind noch immer gottlose Ketzer und auf ewig verdammt, weil Papst Johannes III. (561 – 574) auf der 1. Synode von Braga einen Bannfluch gegen die Vegetarier aussprach:

> *„Wenn jemand Fleischspeisen, die Gott den Menschen zum Genuss gegeben hat, für unrein hält und … auf sie verzichtet … sei er mit dem Bannfluch belegt."* [27]

Auch dieser Bannfluch ist bis heute nicht aufgehoben, im Gegenteil: Er befindet sich nach wie vor in der offiziellen ausführlichen Lehrsatzsammlung von Denziger und Schönmetzer. [28]

Man muss dazu wissen: Ein Bannfluch war im Mittelalter soviel wie ein Todesurteil, denn er hatte die „Vogelfreiheit" zur Folge. Jeder durfte einen Gebannten sogar straflos töten. Dieser verlor als ein aus der Gesellschaft Ausgeschlossener automatisch alle Rechte. – Wie geht es übrigens damit den Tierfreunden und Vegetariern in den Kirchen? Oder sind am Ende schon alle ausgetreten?

**„Deshalb muss sie [die Kirche]
mit peinlicher Sorgfalt alles ausmerzen,
was gegen den Glauben ist ..."**

In den Urkunden der Lehrverkündigung: „Der Glaube der Kirche" von Neuner-Roos, 13. Auflage 1992, lesen wir unter der Rand-Nr. 382:

> *„Deshalb muss sie [die Kirche] mit peinlicher Sorgfalt alles ... ausmerzen, was gegen den Glauben ist ..."*

Das bedeutet: Wenn Sie, liebe Leser, glauben, dass Ihr Tier eine Seele hat, oder generell dass Tiere eine Seele haben, und dass auch Tieren Liebe entgegengebracht werden sollte, dann gehören Sie nach dem gültigen Kirchengesetz ausgemerzt. – Ist Ihnen das bewusst?

Und „ausmerzen" heißt laut Duden: radikal beseitigen! Das ist die verbindliche gültige Lehre der katholischen Kirche!

Die Kirche ließ alle wahren Nachfolger des Jesus von Nazareth verleumden, verfolgen, ermorden oder ausmerzen – all jene, die es anders wollten, nämlich so, wie es Jesus von Nazareth uns Menschen lehrte. Das ist die kirchlich institutionelle Gesinnung, ihre Ethik und Moral. Das ist ihre hoch gelobte katholische Tradition.

Aber auch der ehemalige Katholik Martin Luther war davon tief geprägt, wie die grausamen, blutrünstigen Abschlachtungen und Hinrichtungen von unzähligen Bauern, „Hexen" und sogenannten Ketzern beweisen, die auf seine Veranlassung hin geschahen.

Aufrechte Christus-Nachfolger, ja ganze christliche Glaubensgemeinschaften, wurden von der Kirche blutig verfolgt.

Schon in den ersten Jahrhunderten nach Christus wurden die Nachfolger des Nazareners, die ausschließlich Vegetarier waren – sonst wären sie in den ersten Gemeinden gar nicht aufgenommen worden –, blutig verfolgt und brutal ausgemerzt. Sie wurden als Ketzer gebrandmarkt, gefoltert, verbrannt, versklavt, zu Zehntausenden in grausamen Gemetzeln niedergemacht und ausgemerzt.

Es waren christliche Glaubensgemeinschaften wie die Manichäer, Bogumilen und Paulikianer, Waldenser, Katharer und Hussiten, die auf Betreiben der Kirche als Ketzer einfach ermordet wurden. Es waren Menschen wie Markion, Montanus, Maximilla, Priscilla, Mani, Origenes, Jan Hus, Giordano Bruno, Savonarola und viele andere aufrechte Christus-Nachfolger mehr, alles Menschen, die gewillt waren, Jesus von Nazareth in sich auferstehen zu lassen, Ihm in aller Freiheit in der Tat nachzufolgen, und entschlossen, ihr geistiges Wissen über das Leben, das Gott ist, im Alltag Wirklichkeit werden zu lassen.

Doch dann kam immer wieder die gnadenlose, unbarmherzige religiöse Konkurrenz, der todbringende Pakt von Staat und Kirche, der mit Feuer und Schwert und mit der von Priestern erfundenen Lehre einer ewigen Verdammnis, anstelle der Reinkarnationslehre, den Menschen schon das irdische Leben zur Hölle machte.

Immer wieder, bis in die jüngste Vergangenheit hinein, stachelte eine aggressive Priesterkaste einzelne

Völker gegen Minderheiten und gegen andere Völker auf. Und die hohe Geistlichkeit schrie: „Gott will es! Gott will es! Gott mit uns!"

Mit Feuer und Schwert, mit Mord und Totschlag, durch Folter und Versklavung schlugen, prügelten und bläuten sie jahrhundertelang den Völkern das genaue Gegenteil von dem ein, was Jesus von Nazareth lehrte. Sie gossen ihre wahrhaft teuflische tierkannibalische Lehre in die verwundeten und geschundenen Leiber und in die wunden Seelen der unterdrückten Völker. Und immer wieder geiferte eine aggressive hohe Geistlichkeit: Gott will es! Dient der Obrigkeit! Wer der Kirche und dem Staat nicht gehorcht, kommt nicht nur in den Kerker oder auf den Scheiterhaufen oder an den Galgen, sondern auch noch in die ewige Verdammnis. Gott will es! Gott mit uns!

Und in riesigen bluttriefenden Gemetzeln, bis hin zu den Weltkriegen, predigten sie auf allen Seiten der Fronten immer wieder dasselbe: „Gott will es! Gott will es!" Währenddessen türmten sich die Leichenberge auf den Schlachtfeldern immer höher auf, und die geschundenen Völker wurden entvölkert, bis kaum einer mehr am Leben war, um dem satanischen Treiben Einhalt zu gebieten. Umso einfacher konnte man sich dann die Besitztümer der

Opfer unter den Nagel reißen und den Reichtum der Kirche – und vor allem den persönlichen Reichtum ihrer Amtsträger – mehren. Das ist Kirchengeschichte. Das ist die wahre Tradition der Kirchen, über Jahrhunderte hinweg gepflegt. – Und der sogenannte Heilige Paulus spricht: Was der Mensch sät, wird der Mensch ernten!

Die Herren der Kirche brachten den ausgebluteten und eingeschüchterten Völkern, wie gesagt,

* die ewige Verdammnis –
anstelle der Wahrheit, nämlich der Lehre über Reinkarnation und das Gesetz von Ursache und Wirkung.

* Sie brachten erneut den heidnischen Priesterkult, mit dem Blutopfer und dem Fleischessen – anstelle der gesetzmäßigen vegetarischen Ernährung.

* Sie brachten erneut die angeblichen Ehren des Kriegsdienstes, denn Krieg wollten sie führen, und sie brauchten menschliches Schlachtvieh dafür – anstelle des Pazifismus, der Feindesliebe des Jesus von Nazareth.

So wurde die katholische Kirche groß und größer, reicher und reicher, unermesslich reich, so reich, wie man sich die Hure Babylon vorstellt. Doch kaum einer denkt sich etwas dabei oder stellt sich die Frage: Ob jetzt wohl der Teufel in der Kirche haust?

Kaiser Konstantin machte das Christentum zur Staatsreligion – der Kampf gegen die friedliebenden, vegetarisch lebenden Nachfolger des Jesus von Nazareth wurde noch brutaler.

Eine entscheidende Rolle bei der Abkehr von der Lehre der Gottes- und Nächstenliebe, von den Prinzipien der Gleichheit, Freiheit, Einheit, Brüderlichkeit und Gerechtigkeit, die Jesus von Nazareth lehrte, spielte der römische Kaiser Konstantin.

Als im Jahr 324 durch Kaiser Konstantin das Christentum vereinnahmt und aus taktisch-politischen Gründen zur Staatsreligion gemacht wurde, kämpfte die neue Allianz von Kirche und Staat um ihre alten heidnischen Pfründe, gegen die Nachfolger des Jesus von Nazareth, von denen, wie gesagt, viele Vegetarier waren – und sie ging mit noch größerer Brutalität gegen diese sogenannten Ketzer vor.

Es waren wahrlich reine Vernichtungsfeldzüge, schlimmste Gemetzel gegen friedliche Menschen, deren größtes „Vergehen" darin bestand, dass sie das taten, das zu erfüllen versuchten, was Jesus von Nazareth gelehrt hatte, und dazu gehört auch, kein Fleisch zu essen. Sie wurden verfolgt und ausgemerzt – auch weil sie sich nicht dem Willen heidnischer Priester beugten, die sich jetzt „christlich" nannten, sondern weil sie auf das Prophetische Wort des Christus Gottes hörten, das Innere Wort, das einigen von ihnen gegeben war, um die Gemeinden nach Seinem Willen zu führen.

Für die Erhebung des damals schon verweltlichten äußeren Christentums zur Staatsreligion – was nun nichts mehr, gar nichts mehr mit dem zu tun hatte, das Jesus von Nazareth lehrte –, wurde Kaiser Konstantin später heiliggesprochen. Ganz nach dem volkstümlichen Sprichwort: Eine Krähe hackt der anderen kein Auge aus.

Kaiser Konstantin stand aber bezüglich Machtbesessenheit, Herrschsucht und Grausamkeit seinen Vorgängern in nichts nach. Er führte viele Kriege. Nachfolger des Jesus von Nazareth, die ihren pazifistischen Idealen treu bleiben wollten, wurden nun unter der Androhung der Folter gezwungen, für den Kaiser in den Krieg zu ziehen. Es heißt: Wer kein Fleisch essen wollte, dem ließ Kaiser Konstantin flüssiges Blei in den Hals schütten.

Aufgrund der Verfolgung und Ausmerzung der Nachfolger des Jesus von Nazareth wurde das ursprüngliche Christentum nahezu ausgelöscht. Christen wurden nun offiziell gezwungen, Kriegsdienst zu leisten, Tiere zu essen und Alkohohl zu trinken. Nur diese sogenannten „Christen" wurden von der Verfolgung verschont.

In der „Kriminalgeschichte des Christentums" von K.H. Deschner lesen wir, was Percy Bysshe Shelley über Konstantin schreibt:

> *„ ... dieses Ungeheuer Konstantin ... Dieser kaltblütige und scheinheilige Rohling durchschnitt seinem Sohn die Kehle, erdrosselte seine Frau, ermordete seinen Schwiegervater und seinen Schwager und unterhielt an seinem Hofe eine Clique blutrünstiger und bigotter christlicher Priester, von denen ein einziger genügt hätte, die eine Hälfte der Menschheit zur Abschlachtung der anderen aufzureizen."* [29]

Ketzer wurden von der Kirche zum Tode verurteilt. Das Erkennungsmerkmal eines Ketzers: Er ist Vegetarier.

Im Mittelalter ging die Verfolgung vegetarisch lebender Christen weiter. Sie wurden als Ketzer, Häretiker und Sektierer schlecht gemacht, verleumdet, verfolgt und ermordet. Die philosophische Grundlage zur

Verfolgung legte der Kirchenlehrer Thomas von Aquin. Nach seiner Auffassung haben Tiere keine unsterblichen Seelen, und die Frauen sind gegenüber den Männern nur minderwertige Wesen, ein „misslungener" Mann. Wörtlich schreibt Thomas:

„Hinsichtlich der Einzelnatur ist das Weib etwas Mangelhaftes und eine Zufallserscheinung; denn die im männlichen Samen sich vorfindende Kraft zielt darauf ab, ein ihr vollkommen Ähnliches hervorzubringen. Die Zeugung eines Weibes aber geschieht aufgrund einer Schwäche der wirkenden Kraft wegen schlechter Verfassung des Stoffes." [30]

Doch auch Thomas von Aquin ist ein „Freund" von Papst Ratzinger. Zu diesem sogenannten Heiligen betet er. Fragt sich nur, wofür?

Ob den vielen Frauen, die immer noch in der Kirche sind, diese Frauen in schlimmster Weise abwertenden Aussagen von Thomas von Aquin, dem angeblich heiligen „Kirchenlehrer", überhaupt bekannt sind? Wohl kaum.

Werfen wir einen weiteren Blick in die grauenhafte Zeit des Mittelalters. Der Philosoph Graf von Hoensbroech schreibt z.B.:

„Durch eine Bischofsversammlung in Goslar im Jahre 1051 wurden mehrere als Ketzer zum Tode verurteilt,

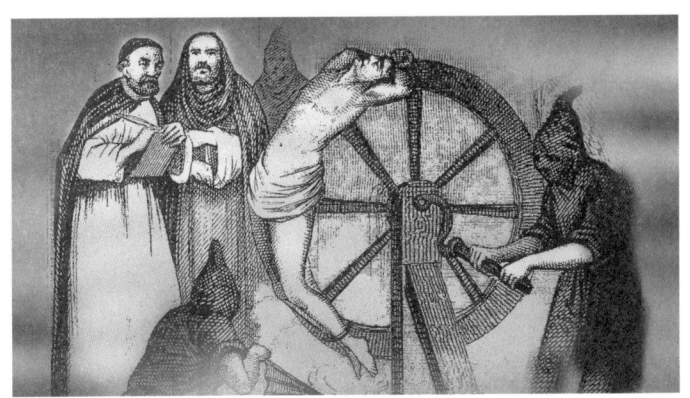

*weil sie sich geweigert hatten, Hühner zu töten: denn
es entspräche den Anschauungen der Katharer, keine
Tiere zu töten."* [31]

In Südfrankreich wurden im 13. Jahrhundert zwei
Frauen als „Ketzerinnen" überführt und hingerichtet,
weil sie sich weigerten, ein Huhn zu töten. [32]

In dem Buch von K.H. Deschner „Opus Diaboli"
heißt es dazu:

*„Wir kennen Katholiken, die im 13. Jahrhundert ihre
Rechtgläubigkeit mit dem Eid beteuerten: ‚Ich bin kein
Ketzer, denn ich habe eine Frau und schlafe bei ihr,
ich habe Kinder und esse Fleisch, ich lüge, schwöre
und bin ein gläubiger Christ, so wahr mir Gott helfe!'"*
[33]

Das ist doch einmal ein urtümliches katholisches Glaubensbekenntnis! Da weiß man doch genau, woran man ist! Wäre das nicht einmal etwas, um es in den Schulklassen neben das Kruzifix zu hängen? Oder auch in den Gerichten und öffentlichen Gebäuden, immer neben dem Kruzifix? Oder vielleicht wäre es sogar etwas für den Bundestag?

Unzählige Menschen wurden also verfolgt, nur weil sie die Lehren des Jesus von Nazareth ernst nahmen, sich vegetarisch ernährten und somit auch das Leben in den Tieren und in der Natur achteten. So kann man sagen: Weil sie ein ethisch und moralisch höheres Leben anstrebten, weil sie höhere Werte anstrebten als die kirchlich-katholische Führungsriege und ihre mörderischen Vasallen, wurden sie bestialisch gefoltert und hingemordet.

Millionenfach und abermillionenfach: das Grauen unter dem Deckmäntelchen „christlich"

Machen wir uns einmal die ganze Bandbreite klerikaler Ungeheuerlichkeiten bewusst: Morden, Foltern, Verstümmeln, Verbrennen, Unterdrücken, Vergewaltigen, Versklaven und alle sadistischen Grausamkeiten ausüben, die nur psychisch kranke Gehirne sich ausdenken können – alles ohne Unterlass. Unzählige Opfer gab es, jahrhundertelang. Die Ungeheuerlichkeiten wurden „auf Teufel komm raus" millionenfach und abermillionenfach praktiziert.

Man stiftete Kriege an und führte selber Kriege, Vernichtungskriege gegen das geborene Leben, Christen gegen Heiden und Juden, Christen gegen Moslems und Indianer, später dann Christen gegen Christen, und alle zusammen gegen das Leben der Tiere, das von Gott ist, denn es gibt kein Leben außer Gott. Die historischen Fakten belegen die Taten – oder besser: Untaten – der Kirche. Das ist offensichtlich ihre viel gerühmte „Tradition", auf die sich gerade C-Politiker so gerne berufen! Wenn man das nächste Mal den Ausspruch und Lobgesang über die angeblich so ruhmreiche katholische Tradition hört, dann weiß man Bescheid, was wirklich los ist.

Echte Tierliebe und Naturliebe, Achtung vor dem Leben – und zwar vor *allem* Leben – und die Erkenntnis, dass in allem und in allen Gott, der Schöpfer, ist und die Freiheit in Seinem Geiste, weil Er, Gott, der Ewige, der freie Geist ist, waren und sind für die Kirchen und die ihr hörigen Vasallen in Politik und Gesellschaft bis heute „Teufelswerk".

Augenscheinlich gilt: Freie, aufrechte Menschen, die so denken, wie Jesus von Nazareth es den Menschen vorlebte und sie lehrte, gehören ausgegrenzt und sind unerwünscht im Land, vor allem dann, wenn sie sich auch noch für die Rehabilitation des Jesus, des Christus, einsetzen und den Betrug, den kolossalen Etikettenschwindel der Kirchen, offen ansprechen.

Solche Menschen sind unerwünscht – und sie werden, wie eh und je, auch heute von den Kirchen verfolgt, die eigens sogenannte „Sektenbeauftragte" einsetzen, um das Volk gegen die „Ketzer" unserer Tage aufzuhetzen.

Aber wozu gibt es in Deutschland eigentlich die sogenannten „Sektenbeauftragten" der institutionellen Kirchen, ja sogar solche des der Kirche hörigen Staates, wenn doch die Religionsfreiheit im Grundgesetz verankert ist? Auch darüber würde es lohnen, einmal nachzudenken.

Bei Gesetzesübertretungen ist die Justiz zuständig. Das sollte in einem demokratischen Staat ausreichen, in dem das Gesetz ausdrücklich die Trennung von Staat und Kirche verlangt. Auch hier ist Deutschland ziemlich einzigartig. Wer sich nicht den einengenden und lebensfeindlichen Dogmen, Riten, Zeremonien, Kulten und dem nur aus sich selbst hergeleiteten kirchlichen Obrigkeitsdenken beugt, ist bis in die heutige Zeit mehr oder weniger ein Feind der Fleisch konsumierenden Gesellschaft, also nach Augustinus ein „gottloser Ketzer"!

In den Augen dieser Gesellschaft ist das beseelte Tier nur ein Stück Vieh, das es umzubringen und aufzuessen gilt, und es hat Profit zu bringen, auf Teufel komm raus. Das ist ihre wahre Ethik, die katholische Ethik, die lutherische Ethik, die aber diese Menschheit zunehmend in den Abgrund führt.

Noch bis vor wenigen Jahren wurden Vegetarier von „Sektenbeauftragten" verhetzt und verteufelt, weil sie sich angeblich gesundheitsgefährdend ernähren würden, und die Presse griff diese Verleumdungen begierig auf. Auch das ist Deutschland. [34]

Esst nicht das Leid der Tiere!

Liebe Leser, informieren Sie sich selbst, und entscheiden Sie dann, wie Sie in Bezug auf die Tiere leben möchten. Das Anliegen dieses Buches ist es, dass immer mehr Menschen erkennen, wie bestialisch mit den Tieren umgegangen wird, und dass sie beginnen, vegetarisch zu leben. Vor allem im Internet gibt es viele Web-Seiten, die helfen können, aus dem Kreislauf des Unguten, der Mitschuld am Tierleid, herauszufinden. Wenn Sie wollen, fangen Sie langsam an, Ihre Essensgewohnheiten umzustellen. Bereiten Sie sich zum Beispiel an einigen Tagen in der Woche ein vegetarisches Mahl. Gewöhnen Sie sich allmählich um. Bei einigen Menschen geht es schneller, andere brauchen ein wenig mehr Zeit. Macht nichts. Von Tag zu Tag geht es besser. Sie werden sehen, es wird für Sie zum Lebensgewinn, nicht nur, weil vegetarisches Essen viel gesünder ist. Auch Ihre Seele profitiert davon.

Darum: *Esst kein Fleisch!*
Esst nicht das Leid der Tiere!
Fleischessen ist wahrlich gegen das Gesetz des Lebens, das Gott ist.

Der Ursprung des milliardenfachen Tierleids: die Kirchengesetze

Die Missachtung allen Lebens, gerade auch die bestialischen Tiermassaker in den Schlachthöfen dieser Welt, und der gesamte satanische Umgang mit den Tieren und der Natur gehen letztlich auf die Kirchengesetze zurück, auf die Dogmen und Lehrverkündigungen der Kirchen, die die Zerstörung aller Lebensformen rechtfertigen und, genau betrachtet, sogar Jesus, den Christus, und Seine Apostel als „gottlose Ketzer" verteufeln, weil sie Vegetarier waren! Alles tierische und pflanzliche Leben auf der Erde, in den Meeren, in der Luft ist laut Kirchengesetz zum Ermorden freigegeben, denn nur zum menschlichen Genuss sei es da! – Das ist die satanische Ausbeutungs-Auslegung der Kirchen zu der millionenfach missbrauchten Aussage: Macht euch die Erde untertan!

Fragen wir uns: Wie konnten die Menschen ethisch und moralisch so weit degenerieren, so tief sinken, obwohl Jesus von Nazareth den Menschen die Friedens- und Einheitslehre von Mensch, Natur und Tieren, die Lehren der Bergpredigt, brachte? Wie kann es sein, dass all die abscheulichen Verbrechen von

Menschen an den Tieren und an der Natur von der Mehrheit der Menschen stillschweigend toleriert, ja oftmals geradezu als völlig normal angesehen werden, und dass dieses Verhalten den Wohnplaneten Erde schon in wenigen Jahrzehnten weitestgehend unbewohnbar machen wird?

Wie konnte es so weit kommen? Wer will das? Woher kommt so eine flächendeckende Manipulation, ja Gehirnwäsche?

Die Jagd:
priesterlich abgesegnete Qualen und Tod

Immer noch erscheint es vielen Menschen als völlig normal, dass z.B. den Wildtieren in dramatischem Ausmaß immer mehr der Lebensraum genommen wird und dass diesen Geschöpfen Gottes aus getarnten Hinterhalten mit großkalibrigen Waffen, mit Projektilen abartigster Wirkung das Leben aus dem Leib oder die Gliedmaßen vom Leib geschossen werden – und das mit priesterlichem Segen! Ist das noch normal? Ist das christlich?

Nein – es ist katholisch oder lutherisch, mehr nicht. Dazu eine Aussage aus dem Buch „Totentanz der Tiere" von Harald Voss und Dr. Gunter Bleibohm:

„Tiersegnungen und einzelne Aktionen auf Kirchen-
tagen dienen ausschließlich als Alibifunktionen, behe-
ben aber nicht den grundsätzlichen Mangel der Amts-
kirchen, am Tierleid völlig desinteressiert zu sein.
Opportunistisches Verhalten ist in diesem Fall nicht
bloß ein Übel, hier ist es ein Verbrechen gegen die
Tiere!" [35]

Geködert, gejagt, gehetzt, angeschossen und verwundet, in Fallen gefangen und durch weitere Bestiali-
täten zur Strecke gebracht, verenden die edlen Geschöpfe Gottes durch die gewissenlose Brutalität der
Menschen auf grausamste Art und Weise – häufig
erst nach vielen leidvollen Stunden oder Tagen. Nur
25 bis 30% der gejagten Tiere werden durch einen
sogenannten Blattschuss erlegt. Viele der „angeblei-
ten" Tiere – das heißt: angeschossen und verwundet –

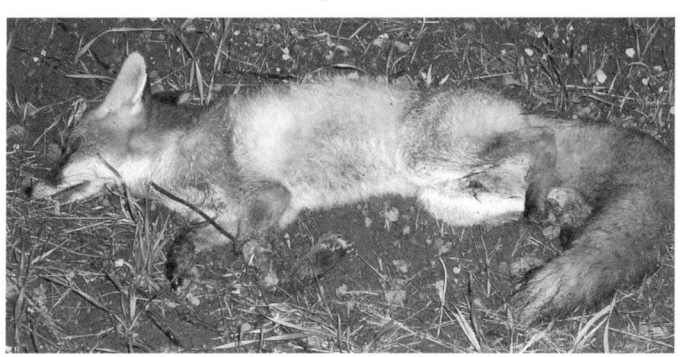

werden bei der Nachsuche nicht einmal gefunden, wenn diese überhaupt durchgeführt wird.

Das Ganze wird dann „Jagd" genannt, und die erlegte „Strecke" wird oftmals von „christlichen" – in Wirklichkeit aber nur katholischen oder lutherischen – Priestern gesegnet. Fragen wir uns: Hat Jesus von Nazareth so etwas gelehrt? Wer will das? Wer befürwortet das? Wer segnet das in wessen Namen?

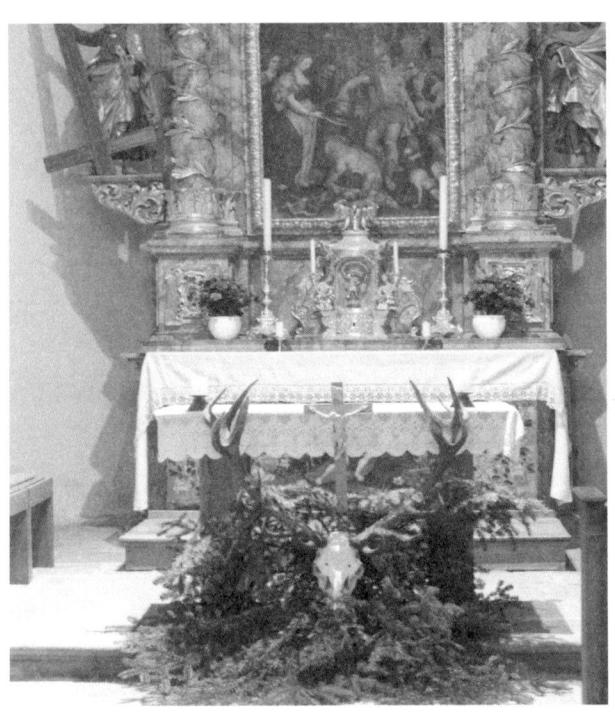

Die Massentierhaltung: kirchlich abgesegnetes Leid und Elend

Noch schlimmer ergeht es den „Nutztieren", die so gut wie gar keinen Lebensraum mehr haben, und denen von den im Abendland so genannten „christlichen Menschen" nur ein kurzes Vegetieren unter bestialischen und oftmals sadistischen Bedingungen zugestanden wird, bevor dann die Kühe, Schweine, Schafe, Puten und Hühner und viele andere Tiere – nicht selten wegen unzureichender Betäubung noch am Fließband zappelnd und bei lebendigem Leib enthäutet und zerlegt – auf grausame Art ermordet werden. Anschließend werden sie nach Tierkannibalenart aufgefressen. Und das alles in Stückzahlen, die man gar nicht mehr erfassen kann.

Jonathan Safran Foer schreibt in seinem Buch „Tiere essen":

> *„Weltweit stammen heutzutage jährlich etwa 450 Milliarden Landtiere aus der Massentierhaltung."* [36]

Können wir uns überhaupt vorstellen, was es bedeutet, 450 Milliarden Landtiere als Schlachtvieh umzubringen, Tendenz steigend? Können wir uns 450 Milliarden – Milliarden! – Tierkadaver vorstellen? Wie groß ist dieses Meer von Blut?

Es ist nicht möglich, in der Kürze dieser Darlegungen alle Grausamkeiten und Perversitäten, die an den Tieren begangen werden, aufzuzeigen. Doch beispielhaft für das übergroße Tierleid seien hier einige Fakten genannt. Haben Sie gewusst, dass allein in Europa jährlich rund 400 Millionen Kaninchen für die Pelz- und Fleischindustrie gezüchtet werden? Haben Sie eine Vorstellung davon, wie unendlich grausam so ein Käfigleben ist? Auch viele weitere Tierarten, die gefangen oder für die Pelzindustrie gezüchtet werden, erleben auf Erden die Hölle. Informieren Sie sich selbst. Im Internet gibt es genügend Informationen auf verschiedenen Web-Seiten, vor allem auch über die Pelzindustrie und die Massentierhaltung.

Folgende Zahlen zur Massentierhaltung basieren auf einer 2008 veröffentlichten Studie des Statistischen Bundesamtes:
Rund 98 % der in Deutschland zum Verzehr gehaltenen Tiere stammen aus Massentierhaltungsbetrieben: Bei Rindern sind es 95,7%, bei Schweinen 99,3%, bei Geflügel 97,9%.

In dem Buch „Tiere essen" von Jonathan Foer findet sich am Ende (S. 377 ff.) eine Zusammenstellung von Zahlen für die Lage in Deutschland, die hier auszugsweise wiedergegeben wird. Demnach werden in Deutschland pro Jahr ca. 56,5 Millionen Schweine, 3,8 Millionen Rinder, Kälber und Jungrinder, 1,05 Millionen Schafe und Lämmer, ca. 28000 Ziegen und 9400 Pferde geschlachtet.

Pro Jahr schlüpfen an „Gebrauchsschlachtküken": 585 Millionen Hühnerküken, 25,5 Millionen Entenküken, 1,03 Millionen Gänseküken, 44,8 Millionen Truthühner- und Perlhühnerküken. Jährlich schlüpfen in Deutschland zudem rund 40 Millionen sogenannte „Gebrauchslegeküken", die für die Eierproduktion gezüchtet werden.

Naturgemäß schlüpft für ein weibliches Küken auch ein männliches Küken, das für die Eierproduktion nicht brauchbar ist und getötet wird. Folglich werden jährlich etwa 40 Millionen Hühnerküken vergast oder bei lebendigem Leib verschreddert.

Deutschland hat einen Pro-Kopf-Fleischkonsum von 83,3 Kilo pro Jahr. Hinzu kommen 16 Kilogramm Fisch pro Kopf und Jahr.

Die Menschheit führt einen erbarmungslosen Krieg gegen die Tiere und die Natur, zu Land, zu Wasser und in der Luft! Es ist im wahrsten Sinne des Wortes ein totaler Krieg – ein grausamer Vernichtungskrieg gegen das Leben, überall, der alles Vorstellbare in den Schatten stellt.

Doch: Alle Tiere haben denselben Atem wie wir Menschen. Tiere lieben die Freiheit über alle Maßen. Informieren Sie sich über die sogenannte Nutztierhaltung, ganz besonders über die Massentierhaltung. Vor allem im Internet gibt es genügend Web-Seiten, um sich ein umfassendes Bild zu machen.

Angesichts dieses unermesslichen Leids nochmals der Aufruf: *Esst kein Fleisch!*
Esst nicht das Leid der Tiere!

Die Ozeane werden leer gefischt.

Über den weltweiten Fischverbrauch gibt es keine genauen Zahlen, wohl aber die Feststellung, dass bis zum Jahr 2050 die Ozeane so leer gefischt sein werden, dass es kaum noch nennenswertes Leben in ihnen geben wird.

In einigen Publikationen heißt es, dass jährlich über 120 Millionen Tonnen Fisch aus den Ozeanen geholt werden. Ein Drittel davon ist sogenannter Beifang, der entweder wieder über Bord geworfen oder zu Fischmehl verarbeitet wird. Beifang können Wale,

Haie, Delphine, Seevögel, Schildkröten, kurz gesagt alles Mögliche sein.

Weiter schreibt Jonathan Safran Foer:

„Unsere Lage ist so ernst, dass Forscher vom Fisheries Centre der University of British Columbia behaupten, dass »unser Umgehen mit Fischereiressourcen [auch Fisch genannt] inzwischen einem Vernichtungskrieg gleicht« ... [37]

In der Fischerei wird buchstäblich und systematisch Kriegstechnologie eingesetzt: Radar, Echolote ... für die Navy entwickelte elektronische Navigationssysteme und ... satellitengestütztes GPS. ... Satellitenerzeugte Bilder von Meerestemperaturen werden eingesetzt, um Fischschwärme zu sichten.“ [38]

Wenn man sich den kommerziellen Fischfang vor Augen führt – die 1,4 Milliarden Haken, die jährlich an Langleinen eingesetzt werden (an denen jeweils ein Stück Fisch, Tintenfisch oder Delphinfleisch als Köder hängt); die 1200 Netze, jedes 50 Kilometer lang, die von nur einer Flotte für den Fang von nur einer Art verwendet werden; das Vermögen eines einzigen Schiffs, in nur wenigen Minuten 50 Tonnen Meerestiere einzuholen –, versteht man, dass die modernen Fischer mehr als alles andere Fabrikarbeiter sind.“ [39]

Kann man sich das vorstellen, was 60 000 Kilometer Netze bedeuten?

Das entspricht 1,5 Mal dem Erdumfang. Und das für nur eine Flotte, die in der Regel nur eine einzige Art fängt.

Auch Fische sind fühlende Wesen!

An anderer Stelle des Buches „Tiere essen" von Jonathan Safran Foer können wir Folgendes über die Fische lernen:

Auch Fische haben eine Wirbelsäule und Schmerzrezeptoren; sie produzieren Endorphine, um Schmerzen zu lindern. Fische zeigen alle bekannten Schmerzreaktionen.

„Fische bauen komplexe Nester, gehen monogame Beziehungen ein, jagen zusammen mit anderen Arten und benutzen Hilfsmittel. Sie erkennen einander als Individuen (und merken sich, wem zu trauen ist und wem nicht). Sie treffen individuelle Entscheidungen, kennen Sozialprestige und kämpfen um eine bessere soziale Stellung ...

Sie haben ein bedeutendes Langzeitgedächtnis, sind versiert darin, Wissen innerhalb sozialer Netzwerke zu vermitteln, und können Wissen über Generationen

*weitergeben. Sie haben sogar, wie es in der Forschungs-
literatur heißt, »lang währende kulturelle Traditionen,
die ihnen bestimmte Wege zu Futter-, Lern-, Ruhe-,
oder Paarungsgründen weisen«.* " [40]

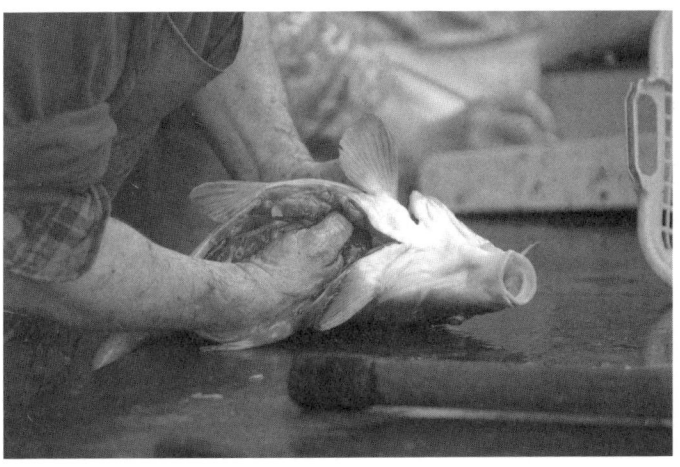

Wir, die Menschheit, achten den Lebensraum Ozean
genauso wenig wie alles andere. Wir hinterlassen
mehrere riesige Strudel mit Plastikmüll in den Meeren, mit vielen Hunderten Kilometern Durchmesser,
Hunderte von Metern hoch, treibend in einer Was-
sertiefe von bis zu wenigen hundert Metern. Auch
daran sterben wieder unzählige Meeresbewohner,
weil sie den Plastikmüll für Nahrung halten. – Alles
ganz normal, oder?

Tiermassaker: von hochrangigen Kirchenfunktionären befürwortet

Das alles und noch weit mehr, all die Grausamkeit und Brutalität gegenüber Tieren, das Blutvergießen und Schlachten in unvorstellbarem Ausmaß geschehen in der westlichen Welt unter der ethisch-moralischen Führung der institutionellen Kirchen, katholischerseits unter Führung eines Papstes, der über Rehkadaver und kastrierte Hähnchen frohlockt, und das als angeblicher Stellvertreter Christi! – Alles völlig normal, oder? Das ist der Ruf „Macht euch die Erde untertan!", wie die Priester ihn verstehen wollen – doch Gott wollte das nicht!

Fürs Blutvergießen und Schlachten gibt es außer dem Papst noch weitere hochrangige „Vorbilder": Anlässlich eines Handwerkerfestes 2011 auf der Dombaustelle in Hildesheim, also mitten im Dom (!), „wälzte sich" – wie das Bistum stolz vermeldete – „ein Spanferkel im eigenen Sud". Auch normal, oder?

Und der Erzbischof von München und Freising, Reinhard Marx, erklärte, dass aus seiner Sicht das Schlachten zum Christentum dazu gehöre, und so erinnere er sich „noch gut daran, wie zu Hause geschlachtet wurde: 'Da durften wir immer den Eimer mit dem Blut umrühren!'"[41]

Lange genug hat die Kirche den Menschen diesen Tiertotenkult als „christlich" verkauft – doch der Blut- und Schlachtkult gehört zum Katholikentum, nicht aber zum Christentum! Denn Jesus, der Christus, spricht:

„Wahrlich, Ich sage euch, wer Vorteile zieht aus dem Unrecht, das einem Geschöpf Gottes zugefügt wird, der kann nicht rechtschaffen sein. Ebensowenig können die mit heiligen Dingen umgehen oder die Geheimnisse des Himmels lehren, deren Hände mit Blut befleckt sind oder deren Mund durch Fleisch verunreinigt ist."
(„Das Evangelium Jesu", Kap. 38, 2)

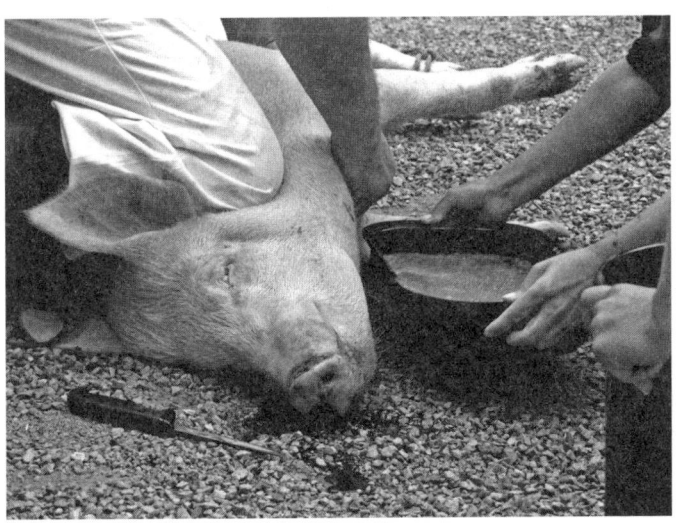

Das Verhalten der kirchlichen Leitfiguren zeigt bis heute deutlich, welchen dunklen Kräften die Kirchen ganz offensichtlich dienen. Die Kirchengeschichte ist wahrlich geschrieben mit unvorstellbar großen Mengen Blutes – es ist das Blut unzähliger unschuldiger Menschen und vieler Trilliarden unschuldiger Tiere. Trilliarden!

Wohlgemerkt: Der Vernichtungskrieg gegen die Tiere und die Natur geschieht vor allem in einer Gesellschaft, die sich im Abendland scheinheilig als „christlich" bezeichnet und für die die Massenmorde an den Tieren, die Tiermassaker zu den „christlichen" Feiertagen wie Ostern und Weihnachten etwas Selbstverständliches sind. Alles geschieht mit dem Segen der veräußerlichten Kirchen. Und für das Volk gilt nach wie vor die Androhung der „ewigen Verdammnis" für den Fall, dass doch noch einige Lemminge aus der Herde ausscheren sollten, weil sie beginnen könnten, ihr Herz und ihren Verstand zu gebrauchen – aus Sicht der Kirche ohnehin ein Sakrileg –, um dem praktizierten blutigen, barbarischen Heidentum, das sich „christlich" nennt, zu entsagen. Und eventuell zu beginnen, das eigene Bewusstsein allmählich zu erweitern, und um schrittweise das zu erfüllen, was Jesus von Nazareth uns Menschen in

Seiner Bergpredigt lehrte – und somit nicht das, was die Kirchen lehren, vor allem bezüglich des Umgangs mit der Natur und den Tieren.

Ostern und Weihnachten: Tiermassaker und Blutströme ungeheuerlichen Ausmaßes als Höhepunkte des institutionellen „christlichen" Kirchenjahres prägen die abendländische scheinchristliche Gesellschaft jahrein, jahraus. Dass sie dabei der fatalen Irrmeinung unterliegt, einigermaßen zivilisiert zu sein, größtenteils aber ein Herz aus Stein hat und fern von der Erkenntnis ist, was Ethik, Moral und Zivilisation bedeuten, gibt Zeugnis von dem ethischen und moralischen Tiefststand dieser Gesellschaft. Das gilt gerade und besonders für die sich christlich nennenden Kirchen, die ja die Völker 2000 Jahre lang unter ihrer Knute hatten – und nicht zuletzt für die sich christlich nennenden politischen Parteien. Sonst wäre diese Welt mit hoher Wahrscheinlichkeit nicht so lebensverachtend, wie sie ist.

Den kirchlichen Hochfesten Ostern und Weihnachten geht in der institutionellen „Christenheit" im Verborgenen wahrlich ein bestialisches Schlachtfest voraus. Im Grunde feiern die sogenannten Christen ein heidnisches Blutfest ohnegleichen und, geschichtlich belegbar, ein Abbild von Heidentum und

Barbarentum, von primitivsten Blutopfer-Traditionen, die man heute nur mehr bei wenigen steinzeitlichen Urvölkern in den letzten Urwäldern dieser Erde findet!

Was die Tiere und die Natur angeht, verhalten sich viele – ausdrücklich sei gesagt: nicht alle – vorgeblich christlichen Menschen der heutigen Generationen schlimmer als Menschen, die noch nie in ihrem Leben etwas von höheren ethischen und moralischen Werten gehört haben. Das geschieht im Abendland unter der ethisch-moralischen Führung der institutionellen katholischen und lutherischen Kirchen, die von den geistigen Gesetzmäßigkeiten, die der Christus Gottes uns Menschen lehrte, als verbindliche Richtlinie für den Alltag nichts angenommen und von der Schöpfung Gottes, der in allem und allen das Leben ist, offensichtlich überhaupt keine Ahnung haben.

Deshalb der Appell:
Esst kein Fleisch! Esst nicht das Leid der Tiere!

Die Geschichte zeigt auf: Früher wurden die Tiere direkt im Tempelbezirk geopfert. Deshalb ergriff Jesus von Nazareth die Peitsche, um die Tierhändler aus dem Tempel zu vertreiben.

In den Überlieferungen lesen wir von der Tempel-reinigung:

> *„Jesus ging in den Tempel und begann, die Händler und Käufer aus dem Tempel hinauszutreiben; Er stieß die Tische der Geldwechsler und die Stände der Tau-benhändler um … Er belehrte sie: Mein Haus soll ein Haus des Gebetes für alle Völker sein. Ihr aber habt eine Räuberhöhle daraus gemacht.“* (Mk 11, 15-17)

Er sprach also nicht von einem Tempel für Katho-liken. Er sprach von einem Tempel für alle Völker! Wer Ohren hat, der höre!

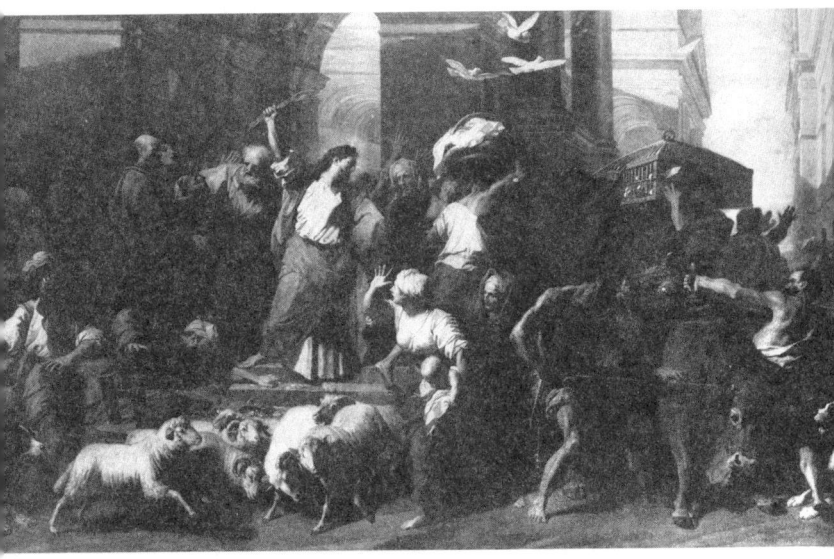

Heute finden die Massenschlachtungen nicht mehr in einer Tempel-Räuberhöhle statt, nicht mehr im Tempelhof, sondern in der Anonymität der Industriegebiete, in einer Schlachthofhöhle, die für die Tiere die Hölle ist.

Das Opfermahl wird dann später in einer Küche zubereitet und im Esszimmer der Wohnung oder des Hauses vertilgt, eventuell auch in der Anonymität einer Wurstbude oder dergleichen, bis hin zu den Esstempeln mancher Sterneköche, die ihr grausiges Tierkannibalentum auch noch per TV-Show pflegen und den Nachahmern einzupflanzen versuchen, als ob sie noch nie von den Zusammenhängen von Massentierhaltung und Klimakollaps gehört hätten, von Ethik gar nicht zu reden.

Ca. 290 Millionen Tonnen Fleisch wurden im Jahr 2011 „produziert".

Wie viele Tiere das ungefähr sind, wurde bereits ausgeführt. Hunderte Milliarden von fühlenden Lebewesen, zu allermeist Tierkinder, die – wie von Wissenschaftlern erforscht – sehr wohl ein Bewusstsein haben, werden auf bestialische Weise hingemordet, um sie nach Tierkannibalenart aufzuessen.

290 Millionen Tonnen Fleisch in einem Jahr. Bis zum Jahr 2050 sollen es jährlich 460 Millionen Tonnen Fleisch sein.

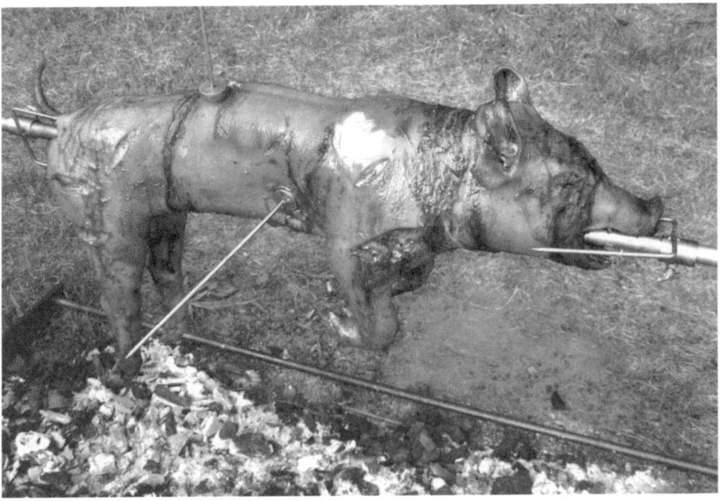

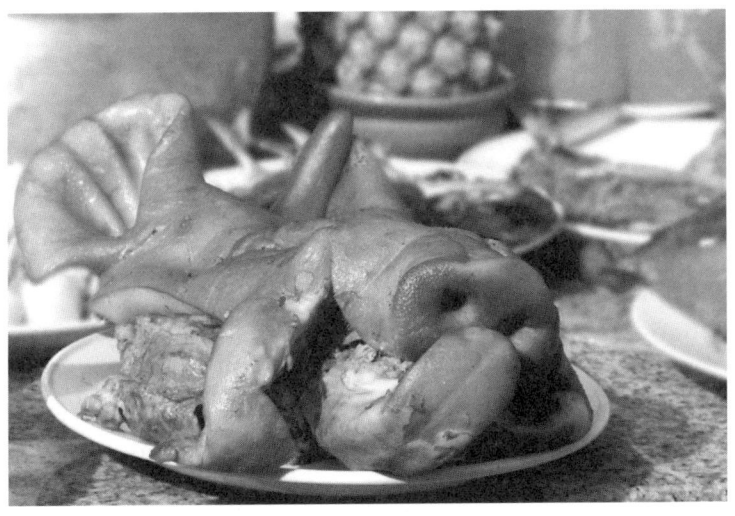

Die Physik spricht: Keine Energie geht verloren.
Paulus spricht: Was der Mensch sät, wird er ernten!
Jesus, der Christus, spricht:

„Wahrlich, Ich sage euch, darum Bin Ich in die Welt gekommen, dass Ich abschaffe alle Blutopfer und das Essen des Fleisches der Tiere und Vögel, die von den Menschen geschlachtet werden."

Deshalb noch einmal die Bitte:
Esst kein Fleisch! Esst nicht das Leid der Tiere!

Hat Jesus von Nazareth Fleisch und Fisch gegessen?

Liebe Leser, immer wieder weisen Menschen darauf hin, dass von Jesus von Nazareth berichtet wird, Er habe Brot, Früchte und auch Fisch vermehrt– ja, Er soll auch Fleisch gegessen haben. Dazu gibt Christus in dem großen Offenbarungswerk „Das ist Mein Wort, Alpha und Omega" auf Seite 383-385 folgende Erläuterung:

„An diesem Tage wurden Mir auch tote Fische zur Vermehrung gereicht. Als Ich diese tote Substanz in Meine Hände nahm, klärte Ich die Menschen auf, dass aus ihr das Kräftepotenzial des Vaters, die hohe

Lebenskraft, weitgehend gewichen war und Ich nicht lebende Fische schaffe, damit sie wieder getötet werden. ... Ich werde euch aus des Vaters Geist keine lebenden Fische schenken, sondern aus der Energie der Erde euch Fische, die tot sind, also schwingungsarm sind, erschaffen. Sie werden nie Leben tragen und können nicht getötet werden. Ich will euch zeigen, wie Lebendiges – Brot und Früchte – schmeckt, und im Vergleich dazu tote Nahrung."

Weiter offenbarte Christus:

„Jegliches Abbrechen alter Gewohnheiten ist Fanatismus. Wer Altgewohntes von einer Minute zur anderen lässt, in dem erfolgt ein Abbrechen und keine Wandlung. Im Abbrechen liegt der Keim zum Wiederaufbrechen der alten, verdrängten Gewohnheiten ...

Das Altgewohnte soll also nicht abgebrochen werden, sondern es soll ein allmähliches Seinlassen zur Wandlung führen, indem der Mensch sich höheren Zielen und Werten zuwendet. Das ist ein geistiger Aufbruch zu neuen Ufern ...

So zeigte Ich mit der Fischmehrung, dass sich der Mensch wandeln und nicht kasteien soll. Jede Wandlung vollzieht sich gesetzmäßig: es ist der Umbruch vom niederen zum höheren Leben. Die Wandlung ist also die Umgestaltung vom Menschlichen zum Geis-

tigen. Darin liegt das allmähliche Lassen des Menschlichen und gleichzeitig der Aufbruch des Geistig-Göttlichen."

Häufig kommt auch der sinngemäße Einwand: „Aber Jesus hat doch auch Fleisch gegessen ..." Dazu lesen wir weiter in der Christus-Offenbarung „Das ist Mein Wort". – Christus spricht:

„Weder von den Aposteln noch von den Jüngern wurde angeordnet, ein Lamm zu schlachten. Doch sowohl Mir als auch den Aposteln und Jüngern wurden Teile eines zubereiteten Lammes als Gabe der Liebe gereicht. Unsere Nächsten wollten uns damit beschenken, da sie es nicht besser wussten. Ich segnete die Gabe und begann, das Fleisch zu Mir zu nehmen. Meine Apostel und Jünger taten es Mir gleich. Anschließend stellten sie Mir sinngemäß die Frage: Wir sollen doch vom Fleischverzehr Abstand nehmen. So hast Du uns befohlen. Nun hast Du selbst Fleisch verzehrt.
Ich unterwies die Meinen: Der Mensch soll kein Tier mutwillig töten und auch nicht das Fleisch von Tieren verzehren, die zum Fleischverzehr getötet wurden. Doch wenn Menschen, die noch unwissend sind, Fleisch als Nahrung zubereitet haben und es dem Gast zum Geschenk machen und ihm zum Gastmahl reichen, dann sollte der Gast die Gabe nicht ablehnen. Denn

es ist ein Unterschied, ob der Mensch aus Gier nach Fleisch dieses verzehrt oder als Dank an den Gastgeber für seine Mühe.

Der Wissende sollte jedoch, wenn es ihm möglich ist und es die äußeren Umstände und die Zeit erlauben, dem Gastgeber allgemeine Hinweise geben, ihn jedoch nicht eines Besseren belehren wollen. Wenn die Zeit reif ist, wird auch der Gastgeber diese allgemeinen Hinweise verstehen.

Zur selbstlosen Liebe gehören in dieser Welt auch Verständnis und Toleranz. Lasst jedem Menschen den freien Willen, ob er eure allgemeinen Hinweise verstehen und annehmen möchte oder nicht. Wenn ihr allezeit selbstlos denkt, sprecht und handelt, dann bleibt ihr in der Liebe, und die Liebe wird euch segnen. Was euch dann als Gabe der Liebe gereicht wird, ist gesegnet."

Machen wir uns erneut bewusst: Die ersten Christen waren nach dem Vorbild des Jesus von Nazareth Pazifisten, Kriegsdienstverweigerer – und Tierschützer. Sie hielten sich an das Gebot Gottes „Du sollst nicht töten" und lehnten es ab, das Fleisch ihrer Mitgeschöpfe zu verzehren.

Jesu Lehre des Friedens und der Liebe zu allen Geschöpfen wurde jedoch verfälscht und ersetzt durch die Dogmen, Riten und das Priestertum einer äußeren Kultreligion, die den Menschen oftmals sogar mit Drohungen und brutaler Gewalt aufgezwungen wurde. Vegetarisch lebende Menschen wurden sodann als „gottlose Ketzer" bezeichnet – sie wurden verfolgt und viele gnadenlos ausgemerzt.

Der Kirchenlehrer Thomas von Aquin schrieb für seine Kirche fest, dass Tiere keine unsterbliche Seele hätten. Für Kirchenlehrer Augustinus handelt es sich bei den Tieren um „'die unvernünftige Tierwelt', die lediglich durch 'Leben und Tod unserem Nutzen dienen muss'."

Und unter Mitwirkung von Joseph Ratzinger lehrt die Kirche heute im katholischen Katechismus:

> „Somit darf man sich der Tiere zur Ernährung und zur Herstellung von Kleidern bedienen. ... Medizinische und wissenschaftliche Tierversuche sind in vernünftigen Grenzen sittlich zulässig ..."

Die Folgen dieser lebensfeindlichen Doktrin sind die unvorstellbare Grausamkeit gegenüber der Tierwelt und ein Blutbad ungeheuerlichen Ausmaßes: das brutale Abschlachten von Milliarden von Tieren jedes Jahr, weil der Mensch traditionell Fleisch isst. Tiere leiden unter bestialischen Schmerzen und Qualen, die Menschen ihnen zufügen. Denken wir

nur an die Tiere in den Tier-
versuchslaboratorien; denken wir an die Wildtiere, die
einer sinnlosen Jagd zum
Opfer fallen. Fische in den
Netzen und an den Haken
der Fangleinen müssen qualvoll ersticken, wenn sie aus
dem Wasser gerissen werden.
Große Wale werden immer
noch oftmals bei lebendigem
Leib auseinander geschnit-
ten. In 44 Ländern dieser
Erde werden Hunde geges-
sen, und oftmals wird ihnen
das Fell bei lebendigem Leib
abgezogen, weil sie dann
angeblich besser schmecken
sollen.

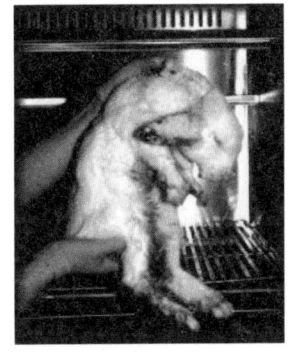

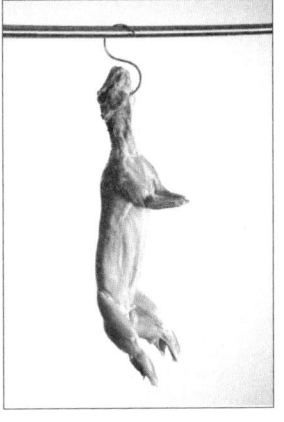

Robbenbabies, die noch
kaum über das Eis robben
können, werden von grobschlächtigen Männern, die
sich Robbenjäger nennen, vor den Augen ihrer schrei-
enden Mütter erschlagen oder erschossen, nur damit
man ihnen das Fell abziehen kann – auch das oftmals noch bei lebendigem Leib.

Das unvorstellbare Grauen in den Ställen und Schlachthöfen

Bisher wurden nur einige wenige Beispiele von Grausamkeiten geschildert, die der Mensch an seinen Mitgeschöpfen verübt. Wenn es darum geht, dass der Mensch sein Stück Fleisch auf den Teller bekommt, ist das Ausmaß des Blutvergießens so ungeheuerlich, dass wir es uns kaum vorstellen können – wie gesagt: Jedes Jahr vegetieren Milliarden (!) von sogenannten Nutztieren in der Massentierhaltung dahin, um schließlich geschlachtet zu werden. Unvorstellbar, und den meisten Menschen unbekannt, sind aber auch die Grausamkeiten, denen die Tiere im Schlachthof hilflos ausgeliefert sind. Deshalb soll hier die Fleischproduktion etwas genauer unter die Lupe genommen werden, insbesondere mit der Frage: Wie wird Fleisch „hergestellt"? Wer weiß schon, wie es in den Schlachthöfen dieser Welt aussieht? Wer weiß schon, was dort mit den Tieren geschieht und wie es auch den Menschen ergeht?

Die Menschheit mit ihren wahrhaft satanischen Auswüchsen degradiert überall das Leben der Tiere zur gefühllosen Sache. Was daraus resultiert, will man entweder nicht sehen – oder es ist dem Menschen gleichgültig, denn in den Schlachthöfen sind grauenhafte Hinrichtungen und Zerstückelungen bei lebendigem Leib an der Tagesordnung.

Bei einer Untersuchung von **Rinderbetrieben** durch Temple Grandin, eine Schlachthofkontrolleurin,

> *„waren in ganzen 25 Prozent der Schlachthöfe so schwere Quälereien zu beobachten, dass sie bei ihrer Kontrolle automatisch durchfielen …"* [42]

Informieren Sie sich, schauen Sie genau hin! Auch im Internet sind genügend Web-Seiten zu finden, die Aufschluss über das Grauen geben.

Es gibt einiges an Literatur und Aufklärung, gerade auch über die Massentierhaltung und den Massenmord an den Tieren, so dass Menschen, die noch wenigstens über einen Rest von Bewusstsein für ethische und moralische Werte und über ein wenig guten Willen verfügen, sich ernsthaft mit dem Weg zum Vegetarismus als Ausweg aus all dem Grauen auseinandersetzen können.

Doch anscheinend sitzen die jahrhundertelangen Beeinflussungen und Drohungen gegen die Menschen durch die Kirchengesetze – vor allem die furchtbare Lehre von einer angeblichen ewigen Verdammnis, die Jesus von Nazareth nie gelehrt hat

– immer noch als kaum überwindbare Angst tief im Unterbewusstsein der Völker, so dass nicht alle Menschen mit Klarblick erkennen:

Die ungeheure Brutalität, mit der heute die Tiere und die Natur ausgebeutet und misshandelt werden, haben ihre Wurzeln in den archaischen Priesterkulten und den dogmatischen Lehren der institutionellen Kirchen. Diese missbrauchen den Namen „christlich" für ihre heidnischen Kulte und Traditionen, einschließlich der Rechtfertigung des ungeheuren weltweiten Tierkannibalismus – namentlich vor allem aufgrund der naturverachtenden Aussagen der Kirchenlehrer Augustinus und Thomas von Aquin, die, nach seiner eigenen Aussage, die „Freunde" Papst Joseph Ratzingers sind, sowie durch den römischen Kaiser und Schlächter Konstantin.

Jonathan Safran Foer schreibt in seinem Buch „Tiere essen":

„Die landwirtschaftliche Nutztierhaltung trägt 40 Prozent mehr zur globalen Erwärmung bei als der gesamte Transportverkehr weltweit; sie ist die Ursache Nummer eins für den Klimawandel." [43]

„Dr. Stanley Curtis ... ein Nutztierforscher ... hat die ... Fähigkeiten von Schweinen ... untersucht ... Sie

lernten die Spiele … genauso schnell wie Schimpansen und zeigten dabei eine bemerkenswerte Auffassungsgabe für abstrakte Repräsentation." [44]

Unter dem Strich kommt in Jonathan Foers Buch heraus: Fleischesser haben nur die eine Wahl, zwischen Grausamkeit und ökologischer Zerstörung auf der einen Seite und der Entscheidung, keine Tiere mehr zu essen auf der anderen Seite.

"Selbst in den Schlachthöfen, wo die meisten Rinder einen schnellen Tod sterben, ist kaum ein Tag vorstellbar, an dem nicht zahlreiche Tiere (Dutzende? Hunderte?) ein unfassbar grauenhaftes Ende finden." [45]

"Der Stahlbolzen schießt in den Schädel….Manchmal jedoch ist das Rind nur benommen … oder wacht später beim Zerlegen wieder auf." [46]

"Tiere bluten aus, werden enthäutet und zerlegt - bei vollem Bewusstsein. Das kommt ständig vor, die Industrie und die Behörden wissen es. Mehrere Schlachthöfe, die wegen Ausbluten oder Enthäuten oder Zerlegen lebender Tiere mit Bußgeldern belegt worden waren, verteidigten ihr Handeln als in der Schlachtindustrie völlig üblich…" [47]

Das muss man wiederholen: Sie *„verteidigten ihr Handeln als in der Schlachtindustrie völlig üblich ...“*!

Weiter heißt es: Bei einer Überprüfung der gesamten Branche ergaben die Recherchen, *„dass es der überwältigenden Mehrheit der Schlachthöfe nicht gelang, Rinder mit einem einzigen Bolzenschuss zu betäuben.“* [48]

Die Schlachthof-Inspektorin *„Temple Grandin vertritt die Ansicht, dass auch ganz normale Menschen, wenn sie ständig unter menschenunwürdigen Umständen in einem Schlachthof arbeiten müssten, zu Sadisten werden können.“* [49]

In Jonathan Foers Buch „Tiere essen“ findet sich folgender Bericht eines Arbeiters:
„Ich habe Tausende und Abertausende Rinder lebendig in die Zerlegung gehen sehen ... Manchmal hängen sie schon sieben Minuten am Förderband und leben immer noch. Ich habe mal am Enthäuter gestanden, und selbst da waren sie noch am Leben. Da wird die ganze Haut vom Hals abwärts abgezogen.“ [50]

Liebe Leser, schmeckt es Ihnen immer noch?!

Ein weiterer Arbeiter berichtet: *„Oft merkt der Kopfschlachter, wenn er die Kopfseite aufschneidet, dass das Tier noch am Leben und bei Bewusstsein ist, es tritt dann wie wild aus … dann rammen die Arbeiter ihm ein Messer in den Hinterkopf, um das Rückenmark zu durchtrennen."* [51]

„Nach dem Enthäuten kommt der Schlachtkörper … zu den «Fußschneidern« … »Wenn da noch welche zum Leben erwachen … dann sieht das aus, als ob sie die Wände hoch laufen wollten. … wenn sie zu den Fußschneidern kommen, na ja, die wollen natürlich nicht warten, bis irgendwer herkommt und das Rind noch mal schießt. Also schneiden sie mit ihren Zangen einfach die Unterbeine ab. Dann werden die Rinder richtig wild und treten in alle Richtungen.«" [52]

„Danach wird das Tier … ,gespalten', also in zwei Hälften zerteilt. Jetzt endlich sieht es so aus, wie man sich ein geschlachtetes Rind vorstellt …." [53]

Da kann man nur sagen: Na, weiterhin guten Appetit allerseits!

Und über die Schweineschlachtung berichten Arbeiter:

„Im Tötungsbereich, wo immer viel Blut fließt, macht einen der Blutgeruch ganz aggressiv. Wirklich. Du kriegst die Einstellung … Eigentlich tötest du es ja

schon, aber das reicht noch nicht. Es muss leiden ...
Du gehst hart ran, setzt ihm zu, schlägst ihm die
Luftröhre kaputt, lässt es in seinem eigenen Blut er-
trinken. Spaltest ihm die Nase ... ich ... schneide ihm
ein Auge raus ... Einmal habe ich mein Messer genom-
men ... und einem Schwein ein Stück von der Nase
abgeschnitten..." etc. etc. etc. [54]

Liebe Leser, schmeckt es Ihnen noch?!

Die Inspektorin Temple Grandin berichtete, *„dass*
sie bei 32 Prozent der von ihr mit angekündigten
Inspektionen untersuchten Schlachtanlagen »bewusste
grausame Handlungen, die regelmäßig vorkommen«,
beobachtet hatte." [55]

Doch was passiert dann, wenn keine Inspektionen
angekündigt sind, wenn also die Betreiber keine Zeit
hatten, die schlimmsten Missstände abzustellen?
Jonathan S. Foer kommt zu dem Ergebnis:
„Unter den Bedingungen eines Massentierbetriebs oder
eines Schlachthofs können menschliche Wesen nicht
Mensch sein, (geschweige denn menschlich)." [56]

In der Wochenzeitung „Die Zeit" vom 23. Februar
2012 schreibt Gunhild Lütge in dem Artikel „Die
Schlächter" über die Schweineschlachtung:

„In großen Schlachthöfen gleiten sie" – die Schweine – *„in Gondeln in die Tiefe. Die Grube ist mit Gas gefüllt, das die Tiere betäubt. Oben wieder angekommen, werden sie ausgekippt und aufgehängt. Ein Halsbruststich sorgt dafür, dass sie entbluten, was zum Tode führt. Normalerweise. Manchmal sterben die Tiere besonders qualvoll, weil sie eben nicht ordnungsgemäß entbluten. Dann gehen sie lebendigen Leibes in die Brühanlage, die dafür sorgt, dass die oberste Hautschicht und Borsten entfernt werden können. Manchmal klappt es aber auch schon mit der Betäubung nicht richtig."*

Soll man noch immer guten Appetit wünschen?

Weiter heißt es in dem Artikel:
„Schon vor Jahren prangerte Professor Klaus Troeger vom Max-Rubner-Institut die Tierquälerei in so manchen Schlachthöfen an. ...
Untersuchungen hatten ergeben, dass in Deutschland etwa 500 000 Schweine jährlich lebend gebrüht wurden. Und bei 200 000 Rindern verfehle der zur Betäubung vorgesehene erste Bolzenschuss seine Wirkung, sodass diese Tiere mehrmals beschossen werden müssten, was häufig trotzdem nicht zu einer nachhaltigen Betäubung führe."

Obgleich sich die Situation inzwischen verbessert haben soll, so wird berichtet, sei nach wie vor aber

„nicht ausgeschlossen, dass Schweine bei lebendigem Leib verbrüht würden, weil sie nicht richtig ausbluteten. Wenn man sie dann im Tunnel, wo in modernen Anlagen die Dampfbrühung erfolgt, vor Schmerz gegen die Wand schlagen höre, sei das eine grausame Geschichte."

Weiter aus „Die Zeit" vom 23.2.2012:

„Die heikle Phase für die Tiere beginnt, nachdem sie aus der Betäubungsanlage kommen. Dann werden sie aufgehängt und ein paar Meter weiter zum Stecher transportiert. Der sieht aber meist gar nicht, ob genug Blut abfließt, damit die Tiere auch wirklich tot sind. Nicht selten sticht ein einzelner Arbeiter 750 Schweine ab – in der Stunde. Also bleiben ihm nur wenige Sekunden, um den Schnitt richtig zu platzieren. Es kann auch vorkommen, dass ein Stecher ein Schwein übersieht. Dann landet es ebenfalls lebendig in der Brühanlage."

So grausam, wie das Leben eines Mastschweins endet, so grausam beginnt es auch. Davon berichtet der Artikel von Georg Etscheit, „die Mäster" in derselben Zeitung „Die Zeit", ebenfalls vom 23. Februar

2012. Er beschreibt, wie es neugeborenen männlichen Schweinen ergeht:

„Männliche Ferkel durchlaufen eine besondere Prozedur. Ein Arbeiter packt eines an den Hinterbeinen. Dann zwei Schnitte mit einem Messer in die blassrosa Haut, dort, wo die Hoden verborgen sind. Das höchstens sieben Tage alte Tier schreit erbärmlich. Die Samenleiter müssen mit einer Klinge durchtrennt werden, doch manchmal werden die dünnen Stränge einfach abgerissen. Es muss schnell gehen. Zeit ist Geld. Die Wunde bleibt offen. Erst jetzt wird dem Ferkel ein Mittel gespritzt, das für einige Stunden den Wundschmerz lindern soll. Doch seine Qualen sind noch nicht zu Ende. In einem zweiten Arbeitsgang wird ihm noch der Ringelschwanz mit einem heißen Messer abgeschnitten, und die Eckzähne werden mit einer Schleifmaschine bearbeitet. Beides soll verhindern, dass sich die Tiere gegenseitig die Schwänze abbeißen. Dazu neigen sie, weil sie ihr natürliches Verhalten in den eintönigen, auf maximale Effizienz getrimmten Riesenställen nicht ausleben können."

Dieses Leiden, das hier in kurzen Worten beschrieben wurde, wird den Tieren minütlich, stündlich, jeden Tag, in deutschen Ställen, in deutschen Schlachtbetrieben zugefügt. Jetzt, in diesem Augenblick, während Sie dieses Buch lesen, oder in jedem Augenblick, in dem Sie mit Ihren Kindern spielen oder sich Ihrer Enkelkinder erfreuen, während Sie arbeiten, während Sie schlafen – unablässig findet dieses grausame, bestialische Verhalten gegenüber unseren Mitgeschöpfen in deutschen Ställen statt.

In dem Artikel von Georg Etscheit heißt es weiter:
„Für Bundeslandwirtschaftsministerin Ilse Aigner ist hingegen jeder neue Stall ein Erfolg. Die CSU-Politikerin will aus Deutschland eine führende Fleischexportnation machen, die es mit Anbietern wie Brasilien und den USA aufnehmen kann."

Bei den Parteien, die sich christlich nennen, steht bekanntlich das „C" für „christlich". Vor dem Hintergrund dessen, was die Tiere erleiden müssen, ist auch dieses „C" allerdings eine Verhöhnung des Christus Gottes und all Seiner Mitgeschöpfe. Es ist Hohn und Spott auf Jesus von Nazareth, den Christus Gottes! Auch das ist Deutschland.
Wer sich weiter informieren will, kann dies im Internet ausführlich tun. Tierschutzorganisationen und Vegetarierseiten, Fakten über die Jagd, die Pelzindustrie und über die Massentierhaltung zeigen das Grauen mehr als deutlich auf.

Übrigens: Tierfreund sein und Tiere essen schließen sich gegenseitig aus. Viele wahre Tierfreunde sind Vegetarier oder Veganer und wegen der Lehraussagen der Kirchen über Natur und Tiere schon längst aus der Kirche ausgetreten. Und ihr Beispiel macht Mut, ja es ruft den anderen zu: Schaut nicht weg! Schaut hin, was mit den Tieren gemacht wird. Milliardenfach. Esst kein Fleisch! Esst nicht das Leid der Tiere!

Katholisch und lutherisch: Hohn und Spott auf Jesus und auf Seine Lehre f ü r das Leben

Jesus, der Christus spricht:

> *„Wahrlich, Ich sage euch, darum bin Ich in die Welt gekommen, dass Ich abschaffe alle Blutopfer und das Essen des Fleisches der Tiere und Vögel, die von den Menschen geschlachtet werden."*

Jesus, der Christus, sprach auch sinngemäß: Erst lehret, dann taufet. – Die Kirchen aber haben die Lehre des Jesus von Nazareth aus offensichtlich rein machtpolitischen Gründen umgedreht. Jetzt heißt es: Erst tauft, und zwar den unmündigen Säugling – unter Androhung der ewigen Verdammnis für die Eltern, falls sie ihr Kind nicht taufen lassen –, dann lehret das Kind bzw. den heranwachsenden Jugendlichen die Angst vor der ewigen Verdammnis. Und weiter: Gebt ihnen Fleisch zu essen, nehmt den jungen Menschen den meist angeborenen Ekel vor dem Kadavermahl so früh wie möglich. Das Ergebnis ist: Schon Babys werden heute mit Tierleichenbrei gefüttert. – Jesus von Nazareth lehrte das nicht!

Jesus, der Christus, sprach damals schon eine deutliche Sprache zu vielen Menschen des Volkes, vor allem aber zu der Priesterkaste:

„Warum versteht ihr nicht, was Ich sage? Weil ihr nicht imstande seid, Mein Wort zu hören. Ihr habt den Teufel zum Vater, und ihr wollt das tun, wonach es euren Vater verlangt. Er war ein Mörder von Anfang an. Und er steht nicht in der Wahrheit; denn es ist keine Wahrheit in ihm. Wenn er lügt, sagt er das, was aus ihm selbst kommt, denn er ist ein Lügner und ist der Vater der Lüge. Mir aber glaubt ihr nicht, weil Ich die Wahrheit sage. Wenn Ich die Wahrheit sage, warum glaubt ihr Mir nicht? Wer aus Gott ist, hört die Worte Gottes; ihr hört sie deshalb nicht, weil ihr nicht aus Gott seid." (Joh 8, 43-47) – Wie ist es heute?

Wenn man diese deutlichen, mit Vollmacht gesprochenen Worte des mutigen Mannes Jesus von Nazareth hört, dann weiß man, warum die Priesterkaste Ihn hat umbringen lassen. Was würde sie heute tun?

Machen wir uns bewusst: Die schrittweise Erfüllung der Bergpredigt Jesu gegenüber Natur und Tieren hätte den Untergang der Menschheit durch den Klimakollaps verhindern können. Doch durch die 2000 Jahre lange Irreführung der Völker steht die Menschheit heute am Abgrund wie niemals zuvor. In Wirklichkeit ist sie schon darüber hinaus; wir zählen nur noch die Zeit bis zum Aufprall! Das sagen heute namhafte Wissenschaftler wie James Lovelock, Dennis Meadows, Frank Fenner und Gwynne Dyer. Das ist offensichtlich das Ergebnis der institutionellen, angeblich christlichen Kirchenlehren, des egoistischen Machtstrebens einer Priesterkaste, die das geborene Leben und die Lehren des Christus Gottes, dessen Namen sie bis heute im Munde führt, in Wahrheit jedoch immer wieder missachtet, ja sogar bekämpft hat und bis heute missachtet und bekämpft.

Die Aufklärung des Volkes dagegen versuchten immer wieder einzelne mutige Frauen und Männer. Sie geschah durch große Menschen, die, allen Widerständen durch die Kirchen zum Trotz, klar und deutlich aufzeigten, was die „Werte" der Kirchen, bei Licht besehen, sind. Es sind ihre Taten. Machen wir uns dazu bewusst: Jeglicher Fortschritt in der Geschichte der Menschheit wurde immer *gegen* den Einfluss der Kirchen erkämpft.

Wann sind die Kirchen jemals für die Interessen des Volkes eingetreten oder für die Natur und die Tiere? Die Geschichte lehrt uns das Gegenteil, nämlich dass die Kirchen immer und ausschließlich mit den jeweiligen Machthabern einer Epoche zusammen das Volk indoktrinierten, ausbeuteten und unterdrückten, und das bis heute. Und die meisten Menschen finden es trotzdem ganz normal, dass diese Kirchen sich bis heute „christlich" nennen dürfen, obwohl fast jeder weiß, dass Jesus von Nazareth etwas völlig anderes lehrte als das, was die Kirchen mit Feuer und Schwert, mit Lug und Betrug im Laufe der Geschichte daraus gemacht haben. Nur weil der gute Name „Jesus von Nazareth", also die Bezeichnung „christlich", nicht rechtlich geschützt ist. Die Namensbezeichnungen „katholisch" und „lutherisch" hingegen sind interessanterweise sehr wohl rechtlich geschützt.

Große Persönlichkeiten der Weltgeschichte klagen den Mord an den Tieren an.

Eine lange Namensliste von berühmten Persönlichkeiten und ihre Anklagen gegen die Kirche und den Tiermord könnten wir aufführen, einige wenige wollen wir nennen. Da wären: Johann Wolfgang von Goethe, Immanuel Kant, Friedrich der Große, Voltaire, Heinrich Böll, Albert Schweitzer, Heinrich Heine, Leo N. Tolstoi, Napoleon, K.H. Deschner, Friedrich Nietzsche und viele, viele, andere mehr.

Gerade auch für die Tiere und gegen den Tiermord sprachen viele der als „große Geister" bekannten Persönlichkeiten von Weltruf.

Im Folgenden einige Zitate dieser großen Persönlichkeiten.

„Wer die Kirche verlässt: ein Lichtblick für mich; wer kein Tier mehr isst: mein Bruder." (Karlheinz Deschner [57])

„Wo immer der Mensch sich das Recht nimmt, ein Tier einem Zweck zu opfern, begeht er nicht nur Unrecht, sondern ein Verbrechen." (Karlheinz Deschner [58])

„Nach intensiver Beschäftigung mit der Geschichte des Christentums kenne ich in Antike, Mittelalter und Neuzeit, einschließlich und besonders des 20. Jahrhunderts, keine Organisation der Welt, die zugleich so lange, so fortgesetzt und so scheußlich mit Verbrechen belastet ist wie die christliche Kirche, ganz besonders die römisch-katholische Kirche." (Karlheinz Deschner [59])

„Der Massenmord an den Tieren zum Fleischgenuss ist heute nichts als ein um einen Grad geänderter Kannibalismus. Die ganze Welt stöhnt unter Wirren, Krankheiten und Misswirtschaft – aber kann ein Mensch verlangen, dass es ihm gut geht, wenn er selbst die Natur entheiligt und tagtäglich die scheußlichen Grausamkeiten an Millionen von wehrlosen Geschöpfen ausübt?" (Manfred Kyber [60])

„Das Elend der Menschen wird noch so lange dauern, wie der Jammer der Tiere zum Himmel schreit." (Manfred Kyber [61])

„Es ist gar viel Dummes in den Satzungen der Kirche. Aber sie will herrschen, und da muss sie eine borniete Masse haben, die sich duckt und die geneigt ist, sich beherrschen zu lassen. Die hohe, reich dotierte Geistlichkeit fürchtet nichts mehr als die Aufklärung der Massen." (Johann Wolfgang von Goethe [62])

„Kann es denn aber etwas Abscheulicheres geben, als sich beständig von Leichenfleisch zu ernähren?" (Francois Voltaire [63])

„Die enge Pforte und der schmale Weg, der zum Leben führt, ist der des guten Lebenswandels; die weite Pforte und der breite Weg, den viele wandel, ist die Kirche." (Immanuel Kant [64])

„Instinkt ist immer noch die bevorzugte Erklärung, wenn tierisches Verhalten auf zu viel Intelligenz hinzudeuten scheint." (Jonathan Safran Foer [65])

„Erlauben Sie mir, Ihnen zu sagen, dass unsere heutigen Religionen ebenso wenig der [Religion] Christi wie der Irokesischen gleichen. ... Jesus predigte Duldung, und wir verfolgen. Jesus predigte eine gute Sittenlehre, und wir üben sie nicht aus. Jesus hat keine Lehrsätze aufgestellt, und die Konzile haben reichlich dafür gesorgt. Kurz, ein Christ des dritten Jahrhunderts ist einem Christen des ersten gar nicht mehr ähnlich." (Friedrich der Große [66])

„Gäbe es keine solche Staatsreligion, keine Bevorrechtung eines Dogmas und eines Cultus, so wäre Deutschland einig und stark, und seine Söhne wären herrlich und *frey. So aber ist unser armes Vaterland zerrissen durch Glaubenszwiespalt, das Volk ist getrennt in feindliche Religionspartheyen… überall Mißtrauen … überall Verketzerung, Gesinnungsspionage … Kirchenzeitungs-schnüffeleyen, Sektenhaß, Bekehrungssucht, und während wir über den Himmel streiten, gehen wir auf Erden zu Grunde.“* (Heinrich Heine [67])

„Es wird ein großer Fortschritt in der Entwicklung der menschlichen Rasse sein, wenn wir Früchteesser werden und die Fleischesser von der Erde verschwinden. Alles wird möglich auf unserem Planeten von dem Augenblick an, wo wir die blutigen Fleischmahle und den Krieg überwinden.“ (George Sand [68])

„Die Theologie nimmt in den Religionen etwa denselben Platz ein wie die Gifte unter den Nahrungsmitteln.“ (Napoleon [69])

„In seinem Durchschnitts-Organ ist der deutsche Katholizismus mies bis dreckig, in seinen Methoden dumm bis dreist.“ (Heinrich Böll [70])

„Was erwarten wir denn von einer Religion, wenn wir das Mitleid mit den Tieren ausschließen?“ (Richard Wagner [71])

„Wer glaubt, ein Christ zu sein, weil er die Kirche besucht, irrt sich. Man wird ja auch kein Auto, wenn man in einer Garage steht." (Albert Schweitzer [72])

„Ehrfurcht vor dem Leben bedeutet Abscheu vor dem Töten."

„Wo immer ein Tier in den Dienst des Menschen gezwungen wird, gehen die Leiden, die es erduldet, uns alle an." (Albert Schweitzer [73])

„Wenn man ihre Heiligenlegenden liest, findet man die Namen von tausend heiliggesprochenen Verbrechern." (C. A. Helvetius [74])

„Ich verurteile das Christentum; ich erhebe gegen die christliche Kirche die furchtbarste aller Anklagen, die je ein Ankläger in den Mund genommen hat. Sie ist mir die höchste aller denkbaren Korruptionen .... sie hat aus jedem Wert einen Unwert, aus jeder Wahrheit eine Lüge, aus jeder Rechtschaffenheit eine Seelen-Niedertracht gemacht. Man wage es noch, mir von ihren humanitären Segnungen zu reden! Irgendeinen Notstand abschaffen ging wider ihre tiefste Nützlichkeit: sie lebte von Notständen, sie schuf Notstände, um sich zu verewigen ..."

„Ich heiße das Christentum den einen großen Fluch, die eine große innerlichste Verdorbenheit, den einen großen Instinkt der Rache, dem kein Mittel giftig, heim-

lich, unterirdisch, klein genug ist – ich heiße es den einen *unsterblichen Schandfleck der Menschheit ...*" (Friedrich Nietzsche [75])

"*Wir haben also eine kirchliche Ordnung mit Priester-schaft, Theologen, Kultus, Sakrament; kurz alles das, was Jesus von Nazareth bekämpft hatte ...*" (Friedrich Nietzsche [76])

"*Wahre menschliche Kultur gibt es erst, wenn nicht nur die Menschenfresserei, sondern jede Art des Fleischge-nusses als Kannibalismus gilt.*" (Wilhelm Busch [77])

"*Die Statthalter Gottes ... mochten es noch so arg treiben, den verdummten Menschen gingen die blöden Augen nicht auf. Fürsten und Völker ließen sich von diesen ekelhaften Bösewichten das Fell über die Ohren ziehen und küssten dafür den Tyrannen noch immer demütig den Pantoffel.*" (Otto von Corvin [78])

"*Wenn irgend jemand versucht, den Planeten zu retten, ist alles, was er oder sie tun muss, aufhören Fleisch zu essen.*" (Paul McCartney [79])

"*Es ist möglich, dass sich die Menschheit an der Schwelle eines goldenen Zeitalters befindet. Wenn dies jedoch der*

Fall ist, muss zuerst der Drache getötet werden, der den Eingang bewacht, und dieser Drache ist die Religion." (Bertrand Russel [80])

„Sie [die Kirche] hat die Aufgabe, die psychische Selbständigkeit der Masse zu verhindern, sie intellektuell einzuschüchtern, sie in die gesellschaftlich notwendige infantile Gefügigkeit den Herrschenden gegenüber zu bringen." (Erich Fromm [81])

Liebe Leser, was denken Sie? Warum schrieben und schreiben so viele große Denker und Philosophen, Künstler, Staatsmänner und Wissenschaftler, die geistigen Eliten der Völker, so geradlinig über die Kirchen und über die Tiere? Warum feiern wir ihre Geburtstage und denken dennoch nicht darüber nach, für welche Werte sie einstanden?

Massenmord an Menschen,
Massenmord an Tieren:
eine enorme Schuld, gemessen an den
geistig-kosmischen Gesetzen

Viele Menschen wissen oder spüren, verdrängen es aber oftmals wieder, dass gedankenloses Konsumieren unter Umständen eine Mitschuld nach sich ziehen kann, eine Mitschuld z.B. an den Verbrechen an Natur und Tieren. So sind viele Menschen nicht unbedingt Hauptverursacher eines Verbrechens gegen die Natur, gegen die Tiere, aber viele sind doch mitbeteiligt am Leid der Tiere, weil sie z.B. als Mitläufer Tierleichenteile essen.

Manche Menschen werden sagen: „Ich lebe mein Leben weitestgehend gesetzeskonform!" Das soll hier auch niemandem abgesprochen werden. Doch fragen wir uns: Hält das, was durch die Gesetzgebung der einzelnen Länder und Staaten erlaubt ist, auch den geistig-kosmischen Maßstäben stand?
So z.B. den Zehn Geboten Gottes durch Mose und der Bergpredigt des Jesus von Nazareth? Wenn wir unser Leben, unser Denken, Reden und Tun einmal den Zehn Geboten Gottes durch Mose und der Bergpredigt des Jesus von Nazareth gegenüberstellen,

sind wir dann immer noch so selbstsicher in der Aussage: „Ich lebe mein Leben weitestgehend gesetzeskonform"?

Machen wir uns nichts vor. Viele Menschen wissen um ihr schlechtes Gewissen. Wenn man aber trotz des milliardenfachen himmelschreienden Leides und der bestialischen Brutalität z.B. in der Massentierhaltung und bei den Tierversuchen keine Gewissensregung mehr hat – ist man dann nicht sein Gewissen los? Ist man dann also in diesem Punkt nicht zu einem gewissenlosen Menschen geworden? Es scheint, dass viele Menschen in diese Kategorie einzugliedern wären. Wenn man keine Herzensregung mehr verspürt bei all dem Leid und Elend, der Grausamkeit und Bestialität gegenüber den Tieren und gegenüber den Menschen – ist man dann nicht herzlos?

Können wir wirklich sagen, dass wir unsere Kinder und Enkel lieben, wenn feststeht, dass mit jedem Tier, das wir essen, die Zukunft unserer Kinder und Enkel schlechter wird?

An dieser Stelle soll Jean Ziegler, langjähriger Sonderberichterstatter der Vereinten Nationen für das Recht auf Nahrung zu Wort kommen – er sagte:

„Warum ich Vegetarier geworden bin?
Aus vielen Gründen: einmal war ich krank, und die neue
Diät hat mich geheilt. Daher behalte ich sie. Zweitens:
Die weltweite Getreideernte ist rund 2 Milliarden Tonnen
pro Jahr. Über 500 000 Tonnen werden dem Vieh der
reichen Nationen verfüttert – während in den 122
Ländern der Dritten Welt pro Tag nach Uno-Statistik
43 000 Kinder am Hunger sterben.
Diesen fürchterlichen Massenmord will ich nicht mehr
mitmachen: kein Fleisch zu essen ist ein minimaler
Anfang.“ (Jean Ziegler [82])

Fast 40 Millionen Menschen sterben jährlich an Hunger oder seinen unmittelbaren Folgen[83]; das sind mehr als 100.000 Menschen pro Tag – ja, wahrlich: ein fürchterlicher Massenmord! Doch das unermessliche Tierleid durch die Fleischproduktion wird von den Kirchen abgesegnet, und die Massentierhaltungen werden von Kirchenfunktionären und sich christlich nennenden Politikern nicht nur geduldet, sondern offensichtlich gefördert. Die fürchterlichen weltweiten negativen Auswirkungen des Fleischkonsums, vor allem für die Menschen der Dritten Welt, werden von den Kirchen offenbar hingenommen. – Das ist katholisch und lutherisch. Jesus von Nazareth lehrte so etwas nicht!

Vielleicht denken jetzt manche Mitmenschen: Diese abscheulichen Verbrechen an Mensch, Natur und Tieren werden doch etwas „zu deutlich" angesprochen, vor allem die große Mitschuld der Kirchen daran. So mancher denkt vielleicht: „Psst! Bitte nicht zu laut, auch wenn Sie recht haben! Und im Übrigen ist auch der Herr Bischof XY sonst ein netter Kerl."
– Ist er das wirklich?

Wer zu Unrecht und Verbrechen schweigt, ja sie sogar wissentlich billigt, kann der noch ein „netter Kerl" sein? Noch dazu, wenn er sich das Mäntelchen „christlich" nur umhängt und das Volk fortwährend täuscht? Gerade eine Leitfigur der Kirche müsste in erster Konsequenz die Zehn Gebote Gottes und die Bergpredigt des Jesus von Nazareth als Maßstab für ihr Leben beachten. Alles andere ist, wenn man sich „christlich" nennt, Verrat an dem Nazarener, an Jesus, dem Christus Gottes.

Als Katholik oder Lutheraner hat man jedoch anscheinend andere Maßstäbe, nämlich solche, die nicht christlich sind. Dann kann man nett scheinen, für die, die es so wollen, und für diejenigen, die sich damit zufriedengeben. Damit meint man dann, all das aufgezeigte Unrecht unter den Tisch kehren zu können.

Abgesehen davon, dass Jesus von Nazareth auch keine Priester zu Seiner Nachfolge bestimmt hat, wie aus der Kirchengeschichte bekannt ist – wie steht es mit der Vorbildfunktion der Leitfiguren der Kirchen, gerade auch in Sachen Vegetarismus und Klimawandel?

Jedes Kind weiß mittlerweile, dass Fleischkonsum einer der Hauptverursacher an der Klimakatastrophe ist. In dem Buch „Was Bischöfen schmeckt", Bauer Verlag, kann man jedoch nachlesen, dass fast alle Bischöfe als Speisen Tierleichenteile bevorzugen. Die ganze Palette toter Tiere kommt bei den Bischöfen auf den Tisch. Das ist ihre Vorbildfunktion in Sachen Tierleiden und Klimakollaps.

Die Kirchenoberen können es ja halten, wie sie möchten, aber dann sollten sie sich nicht christlich nennen, denn Jesus und Seine Anhänger sowie die Menschen in den ersten Gemeinden haben kein Fleisch gegessen.

Doch fragen wir uns: Warum werden von den Leitfiguren der Kirchen, gerade auch von ihren höchsten Würdenträgern, die Worte Gottes durch Prophetenmund nicht ernst genommen und die Lehren des Jesus von Nazareth offensichtlich verraten?

Warum wurden die sich vegetarisch ernährenden Apostel Petrus, Paulus und andere und sogar Jesus, der Christus, von der katholischen Kirche als „gottlose Ketzer" mit dem Bannfluch belegt?

Warum werden dafür aber die Worte von Priestern und Kirchenlehrern, nach heutigem Maßstab oftmals üble Wortverdreher, ja sogar Verbrecher, wie Thomas von Aquin, Augustinus, Konstantin und Papst Johannes III., zum Maßstab für über 1 Milliarde institutioneller „Christen" erhoben? Warum? Die Antwort kann sich jeder selbst geben.

Vegetarier, die „gottlosen Ketzer" – von der Kirche immer noch auf ewig verdammt. Wer ist der Vater der Lüge?

Machen wir uns bewusst, die katholische Kirche lehrt: Alle Vegetarier auf Erden sind immer noch „gottlose Ketzer" und auf ewig verdammt, weil Kirchenlehrer Augustinus, der „Heilige", es so wollte – der besondere „Freund" Ratzingers, den Papst Ratzinger nach seinen eigenen Worten um Beistand und Hilfe bittet. Denn nach der Lehre des Augustinus ist Vegetarismus bis heute „eine gottlose Ketzermeinung".

Und machen wir uns auch bewusst, dass die katholische Kirche lehrt:

Papst Johannes III. (561 - 574) belegte auf der 1. Synode von Braga im Jahr 561 alle Vegetarier mit folgendem Bannfluch:

> *„Wenn jemand Fleischspeisen, die Gott den Menschen zum Genuss gegeben hat, für unrein hält und … auf sie verzichtet, … sei er mit dem Bannfluch belegt."* [84]

Machen wir uns auch bewusst: In Neuner-Roos „Der Glaube der Kirche" heißt es unter Rand-Nr. 85:

> *„Wer nicht die ganze kirchliche Überlieferung annimmt, die geschriebene, wie die ungeschriebene, der sei ausgeschlossen."*

Das bedeutet laut Kirchlehre für alle Vegetarier weltweit die ewige Verdammnis. Ewig, ewig, ewig! Warum? Weil Vegetarier Tiere am Leben lassen und sie nicht töten, um sie anschließend aufzuessen, also – mit Verlaub – zu fressen.

Für die Menschen, die töten, rauben, morden, plündern und milliardenfache Tiermassaker zu verantworten haben, bleibt laut Katechismus und Dogma der Himmel offen, denn es heißt: Vor dem Tod noch schnell gebeichtet, die „letzte Ölung" erhalten – und schon geht es hinauf in den katholischen Himmel.

Ist das nicht ganz offensichtlich satanisch? Deutlicher geht es kaum. Wer das Leben schützt, kommt in die ewige Verdammnis. Wer sich hingegen der katholischen „Instant-Erlösung" in Form der Sakramente bedient, kommt in den katholischen Himmel. Das ist das katholische Muster.

Doch Gott, der Ewige, die All-Liebe, hat den Menschen keine Fleischspeisen zum Genuss gegeben. Das Essen von Tierfleisch gehört zu den Leidenschaften jener Menschen, die Gott, dem All-Leben, die angebliche Erlaubnis dafür untergeschoben haben. Das ist Lüge und Fälschung durch die Priesterkaste, wie so unendlich vieles andere auch reine Fälschung und Anmaßung ist, um die Völker in Abhängigkeit zu halten. – Doch wer ist der Vater der Lüge?

Es sei wiederholt: Tierfreund sein und Tiere essen schließen sich gegenseitig aus; und viele wahre Tierfreunde sind daher auch Vegetarier oder Veganer und haben sich von der Kirche und ihrer naturverachtenden Lehre abgewendet.

Diese Tierfreunde sagen: Schaut nicht weg. Schaut hin, was mit den Tieren gemacht wird – milliardenfach! Esst kein Fleisch! Esst nicht das Leid der Tiere! Fleischessen ist wahrlich gegen das Gesetz des Lebens, das Gott ist.

So, wie es aussieht, wird der Vernichtungskrieg gegen das Leben auf der Erde erst dann zu Ende sein, wenn der Klimakollaps dem Ungeheuer, der Bestie Mensch, die Grenzen aufzeigt, indem durch die von Menschen verursachten weltweiten apokalyptischen Katastrophen die Menschheit grausam zu Grunde geht, also sich selbst vernichtet – und das alles schon in wenigen Jahrzehnten.

Der Dritte Weltkrieg hat schon begonnen.
Wo ist der Ausweg?

Wir leben aber schon in einer Welt abgrundtiefer Ungleichheit und fortschreitender Verelendung, im Abendland alles unter der ethisch-moralischen Führung der steinreichen, sogenannten christlichen Kirchen. Über 1 Milliarde Menschen hungern und mehr als 100 000 Menschen sterben jeden Tag an Hunger oder seinen unmittelbaren Folgen[85], weil unter anderem die reichen Industrienationen das Getreide in der Massentierhaltung an ihre Viehherden verfüttern. Dabei ist bekannt, dass man 16 kg Getreide benötigt, um 1 kg Fleisch zu erzeugen.
Wir verfüttern so viel Getreide an die Tiere, um sie für den Verzehr zu mästen, dass wir, wenn wir alle

Vegetarier würden, mehr als genug Nahrung produzieren könnten, um die gesamte Weltbevölkerung zu ernähren. Das ist und bleibt in Wahrheit der einzige Weg für die Menschheit, um auf der Erde zu überleben.

Jean Ziegler, Vegetarier und langjähriger Sonderberichterstatter der Vereinten Nationen für das Recht auf Nahrung, schrieb schon im Jahr 2002:

„Die vier apokalyptischen Reiter der Unterentwicklung heißen Hunger, Durst, Seuche und Krieg. Sie zerstören jedes Jahr mehr Männer, Frauen und Kinder, als das Gemetzel des Zweiten Weltkriegs in sechs Jahren getan hat. Für die Menschen der Dritten Welt ist der ‚Dritte Weltkrieg' in vollem Gange …
Jahr für Jahr bringen Hunderte von Millionen schwer unterernährter Mütter Hunderte von Millionen unheilbar geschädigter Säuglinge zur Welt …
Wer Geld hat, isst und lebt, wer keines hat, leidet und wird invalide oder stirbt." [86]

„Jährlich verhungern 30 Millionen Menschen, Hunderte von Millionen sterben an den Folgen von Krankheiten, Epidemien und Mangelerscheinungen infolge von Unterernährung." [87]

Für *ungeborenes* Leben macht sich die Kirche stark. Ist es, weil man es ja noch taufen will, damit es später ihre Pfründe sichert? Warum aber wird das *geborene* Leben überall missachtet, ob Mensch, Natur oder Tiere – ist dieses denn nichts wert? Die Menschen können anscheinend getrost im Krieg als Soldaten verheizt werden, sie können verhungern oder an Aids sterben, die Natur kann zerstört oder die Tiere zuhauf ermordet werden. Damit haben die Kirchen offensichtlich kein Problem. Das kann man alles segnen.

Das Problem der Kirchen ist das „ungeborene Leben". Da spricht man dann von „Ethik" und „Moral" und lenkt damit z.B. vom unermesslichen Reichtum der Kirchen ab. Die Ethik und Moral der institutionellen, angeblich christlichen Kirchenführer zeigt sich darin, dass sie bei allem und allen nach „Ethik" und „Moral" rufen, aber meist schweigen, wenn es darum geht, *geborenes* Leben zu schützen. Sie schweigen etwa, um kirchliche Kinderschänder vor strafrechtlicher Verfolgung zu schützen und sie der weltlichen Gerichtsbarkeit zu entziehen. Und sie schweigen, wenn es darum geht, ihre eigenen Pfründe zu sichern. Ihr Schweigen macht jedoch die Hungernden und Leidenden dieser Welt nicht satt.

Warum geben die unermesslich reichen Kirchen, die Hunderte von Milliarden im Laufe der Geschichte zusammenrafften, von ihrem Reichtum kaum etwas für die Leidtragenden ab, für die Armen, sondern fordern das Geben immer nur von anderen? Was sie vielleicht doch geben, aber nur vielleicht, sind nicht einmal Brosamen, nicht einmal der berühmte Tropfen auf dem heißen Stein.

Ist das die Lehre des Jesus von Nazareth? Nein. Er sprach: *„Eher geht ein Kamel durchs Nadelöhr, als dass ein Reicher in den Himmel kommt."*

So verwundert es nicht, dass immer mehr Menschen in Scharen aus den kirchlichen Steingebäuden flüchten – wo sie ohnehin meist nur hohle Phrasen zu hören bekommen – und die Worte des Johannes, des Sehers von Patmos, ernst nehmen: *„Tretet aus von ihr, Mein Volk, dass ihr nicht teilhabt an ihrer Schuld und nichts empfanget von ihren Plagen."* (Off. 18, 4)

Jeder soll glauben, was er möchte. Sollen die Menschen in den institutionellen Kirchen sich katholisch nennen oder lutherisch oder sonstwie. Das wäre wenigstens ehrlich, denn mit Jesus von Nazareth haben die institutionellen Kirchen und auch die C-Parteien offensichtlich nicht das Geringste zu tun, wohl aber mit dem unermesslichen Leid von

Mensch, Natur und Tieren auf dieser geschundenen Erde. Warum also nennen sich die Kirchen und C-Parteien christlich, wo es doch so offensichtlich ist, dass sie einer anderen Kraft dienen? Sie könnten sich lutherisch oder katholisch nennen, dann kann jeder erkennen, was wirklich los ist!

Nachfolger des Jesus von Nazareth sind für Seine Rehabilitation. Sie glauben an die Worte des Christus Gottes, der gemäß apokryphen Schriften sehr deutliche Worte auch für die Tiere und gegen den Fleischkonsum sprach – so z.B. in dem außerbiblischen Evangelium „Das Evangelium Jesu", bekannt auch als „Das Evangelium des vollkommenen Lebens". Jesus, der Christus, sprach:

> *„Ich aber sage euch: Vergießet kein unschuldiges Blut, noch esset das Fleisch. Seid aufrichtig, liebet die Barmherzigkeit, und tut recht, und eure Tage werden lange währen im Lande."* (Kap. 33, 8)

Er mahnte auch:

> *„Wehe den Jägern! Denn sie sollen selbst gejagt werden!"* (Kap. 14, 7)

Und Er sprach:

> *„Stehet nicht geschrieben, dass Gott am Anfange die Früchte der Bäume und die Samen und Kräuter zur Nahrung bestimmte für alles Fleisch?"* (Kap. 33, 6)

Weiter ist im „Evangelium Jesu" überliefert:

„Und einige aus dem Volke sagten: ‚Dieser Mann sorgt für alle Tiere. Sind sie Seine Brüder und Schwestern, dass Er sie so liebt?' Und Er sprach zu ihnen: ‚Wahrlich, diese sind eure Mitbrüder aus der großen Familie Gottes, eure Brüder und Schwestern, welche denselben Atem des Lebens von dem Ewigen haben.

Und wer immer für einen der Kleinsten von ihnen sorgt und ihm Speise und Trank gibt in seiner Not, der tut dieses Mir, und wer es willentlich duldet, dass eines von ihnen Mangel leidet, und es nicht schützt, wenn es misshandelt wird, lässt dieses Übel zu, als sei es Mir zugefügt. Denn ebenso, wie ihr in diesem Leben getan habt, so wird euch im kommenden Leben getan werden.'" (Kap. 34, 9 f)

Jesus von Nazareth machte unmissverständlich klar:

„Gott gibt die Körner und die Früchte der Erde zur Nahrung; und für den rechtschaffenen Menschen gibt es keine andere rechtmäßige Nahrung für den Körper." (Kap. 38, 3)

Denken wir daran: Die Tiere sind unsere kleinen Geschwister. Auch Tiere, alle Tiere, haben untereinander soziale Kontakte. Tiere lieben ihre Kinder und sorgen sich um sie. Tiere können trauern, Tiere drü-

137

cken Freude aus, Tiere sind beseelte Wesen, Tiere haben Bewusstsein, Tiere pflegen tiefe Freundschaften, Tiere haben feinste Sinneswahrnehmungen, die sie das bestialische Verhalten der Menschen ihnen gegenüber noch um vieles schlimmer fühlen lassen.

Tiere sind intelligent – alle, ausnahmslos! Auch Tiere haben eine Seele oder eine Teilseele, die nach dem Hinscheiden weiterlebt. Viele Tiere hätten eine Lebenserwartung von vielen Jahrzehnten, wenn die Bestie Mensch sie nicht schon im frühesten Kindesalter ermorden würde, um sie zu fressen! Ja, Sie haben richtig gelesen: Das Fleisch der hingemordeten Tiere ist überwiegend Tierkinderfleisch!

Jesus, der Christus, spricht:

„Wahrlich, Ich sage euch, darum Bin Ich in die Welt gekommen, dass Ich abschaffe alle Blutopfer und das Essen des Fleisches der Tiere und Vögel, die von Menschen geschlachtet werden.

Am Anfange gab Gott allen die Früchte der Bäume und die Saaten und die Kräuter zur Nahrung; doch die, welche sich selbst mehr liebten als Gott oder ihre Nächsten, verdarben ihre Sitten und brachten Krankheiten in ihre Körper und erfüllten die Erde mit Begierden und Grausamkeit.

*Nicht durch das Vergießen von unschuldigem Blut,
sondern durch ein rechtschaffenes Leben werdet ihr
den Frieden Gottes finden. Ihr nennt Mich den
Christus Gottes, und ihr sprecht wahr; denn Ich Bin
der Weg, die Wahrheit und das Leben.
Gehet diesen Weg, und ihr werdet Gott finden. Suchet die Wahrheit, und die Wahrheit wird euch frei
machen."* (Kap. 75,9-12)

All meinen Mitmenschen wünsche ich die Freiheit
in Gott, dem freien Geist der Liebe und der Einheit
von Mensch, Natur und Tieren. Die Wahrheit, die
uns frei macht, ist: Die Kirchengesetze, die Riten,
Dogmen und Priesterkulte, die Kirchen aus Stein
mit all ihrem Inhalt sind von Menschen gemacht
und haben mit Jesus von Nazareth nicht das Geringste zu tun. Gott ist in uns, in jedem Menschen,
in jeder Seele – so lehrte uns Jesus von Nazareth.
Das ist die Wahrheit, die uns frei macht.
Gott, der Ewige, sandte zu den Menschen zu allen
Zeiten Prophetinnen und Propheten. Gott, der Ewige, sandte keine Priester und keinen Papst. Gott, der
Ewige, sandte zu uns Menschen Jesus, den Christus.
Er lehrte uns Menschen die Gesetzmäßigkeiten der
Bergpredigt, damit wir sie im Alltag schrittweise
erfüllen. Alles andere ist Menschenwerk.

Liebe Leser, hier wurde vieles, sehr vieles deutlich angesprochen und zum Ausdruck gebracht. Das Leid der Tiere ist so unbeschreiblich grausam, dass man dazu einfach nicht schweigen darf. Niemand, wirklich niemand soll hier persönlich diskreditiert oder an den Pranger gestellt werden, der einfach nach bestem Wissen und Gewissen sein Leben so lebt, wie er es für richtig hält. Doch Nachfolger des Jesus von Nazareth verwahren sich dagegen, dass dieses bestialische Verhalten gegenüber den Geschöpfen Gottes von vielen Menschen unter dem Missbrauch des Namens des Jesus von Nazareth stattfindet.

Es bleibt zu hoffen, dass durch diese Zeilen bei so manchem vielleicht ein weiteres Herzenstürchen für die Tiere aufgehen konnte.

Denken wir daran, wenn wir Tiere sehen: Sie sind unsere kleinen Geschwister in der großen Schöpfung Gottes. Schauen wir ihnen öfters einmal tief in die Augen. Es ist Gott, der Ewige, die All-Liebe, die uns durch die Tiergeschwister zustrahlt: „Ich Bin in allem und in allen, auch im Tier."

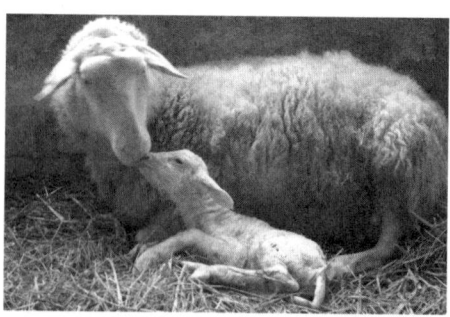

Quellennachweis:

1   Protokoll Deutscher Bundestag, 14. Wahlperiode, 237. Sitzung, 17.5.2002

2   Clementinische Homilien XII, 6

3   Toledoth Jeschu, Samuel Krauss, Berlin 1920, S. 113, zit. nach Carl Anders Skriver, „Die Lebensweise Jesu und der ersten Christen", 2. Aufl., Bad Bellingen, 1988, S. 121

4   Paidogogos II, 1, 16

5   Eusebius, Kirchengeschichte II 2,3

6   Epistulae ad Faustum XXII, 3

7   Apol. Cap. 9

8   Carl Anders Skriver, „Die vergessenen Anfänge der Schöpfung und des Christentums", Lübeck 1977, S. 123

9   Carl Anders Skriver, „Stephanus, die nazoräische Botschaft", S. 22

10 Robert Springer, Enkarpa, Kulturgeschichte der Menschheit im Lichte der pythagoräischen Lehre, Hannover 1884, S. 288 ff.

11 Homilie 69

12 C. Plinius Secundus, Epistulae X. 96

13 Adversum Jovinianum, I, 30

14 Benedikt XVI., „Licht der Welt", Freiburg, 2. Aufl. 2010, S. 32

15 Deschner, „Kriminalgeschichte des Christentums", Band 1, S. 486

16 Deschner, „Kriminalgeschichte des Christentums", Band I, S. 486 f.

17 ebenda, S. 517 f.

18 „Vom Gottesstaat", Erstes Buch, Kap. 21

19 ebenda, Erstes Buch, Kap. 20

20 Tractatus in Iohannis Euangelium; 1. Vortrag

21 Verlag Friedrich Pustet, 13. Auflage, Seite 87

22 Summa Contra Gentiles, Kap. 82

23 Thomas von Aquin, Summa theologiae II.25.3, zit. nach Alberto Bondolfi, „Mensch und Tier, Ethische Dimensionen ihres Verhältnisses", Universitätsverlag Freiburg/Schweiz 1994, S. 59f.

24 Summa Theologiae, 64, 1

25 Summa Theologiae, 64, 3

26 Verlag Friedrich Pustet, 13. Auflage, Seite 87

27 Petra Seifert, Manfred Pawlik, „Geheime Schriften mittelalterlicher Sekten", Augsburg 1997, S. 140

28 Enchiridion Symbolorum, definitionum et declarationum de rebus fidei et morum, Freiburg, 37. Aufl. 1991, S. 210

29 Karlheinz Deschner, „Kriminalgeschichte des Christentums", Band 1, S. 213

30 Summa Theologica I/92/1,2

31 Paul Graf von Hoensbroech, „Das Papsttum in seiner sozialkulturellen Wirksamkeit", Leipzig 1904, S. 35

32 Urte Bejick, „Die Katharerinnen", Freiburg 1993, S. 42

33 Karlheinz Deschner, „Opus Diaboli", Hamburg 1989, S. 28

34 vgl. hierzu: Matthias Holzbauer, „Der Steinadler und sein Schwefelgeruch", Marktheidenfeld 2003, S. 203 ff., S. 276 ff.

35 Saarbrücken 2009, S. 159

36 Kiepenheuer und Witsch, Seite 45

37 Jonathan Safran Foer, „Tiere essen", Seite 45

38 ebenda, Seite 47

39 ebenda, Seite 46/47

40 ebenda, Seite 73

41 Bayerisches Fernsehen, „Gipfeltreffen", 1.11.2009

42 Jonathan Safran Foer, „Tiere essen", Seite 293

43 ebenda, Seite 55

44 ebenda, Seite 72

45 ebenda, Seite 262

46 ebenda, Seite 263

47 ebenda, Seite 263/264

48 ebenda, Seite 264

49 ebenda, Seite 265

50 ebenda, S 265

51 ebenda, Seite 267

52 ebenda, Seite 267

53 ebenda, Seite 267/268

54 ebenda, Seite 290

55 ebenda, Seite 292

56 Seite 294

57 Karlheinz Deschner, Nürnberger Nachrichten, 7.12.2011

58 Karlheinz Deschner, „Für einen Bissen Fleisch", S. 10

59 Karlheinz Deschner, „Die beleidigte Kirche", Freiburg 1986, S. 42 f.

60 Manfred Kyber, „Weiße Fahne", Heft 12/1931

61 Manfred Kyber, zitiert nach Armin Risi, Ronald Zürrer, „Vegetarisch Leben", Zürich 2011, S. 91

62 Johann Wolfgang von Goethe, Eckermann, 113, 1832

63 Francois Voltaire, zit. nach Risi/Zürrer, S. 81

64 Immanuel Kant, „Die Religion innerhalb der Grenzen der bloßen Vernunft", 1794, S. 241

65 Jonathan Safran Foer, „Tiere essen", Seite 71

66 Friedrich der Große und die Philosophie, Texte und Dokumente, Stuttgart 1986, S. 75

67 Heinrich Heine, „Reisebilder", Band 4, Hamburg 1834, S. 106 f.

68 George Sand, zitiert nach Risi/Zürrer, S. 84

69 Napoleon, zit. nach „Große Geister dachten anders", 2010, S. 35

70 Heinrich Böll: „Warum so zartfühlend?", Der Spiegel, 15.5.1967

71 zit. nach Carl Anders Skriver, „Die Lebensweise Jesu und der ersten Christen", Bad Bellingen 1988, S. 136

72 Albert Schweitzer, „Große Geister", S. 49

73 Albert Schweitzer, zitiert nach Risi/Zürrer, S. 90 f.

74 C. A. Helvetius, zitiert nach Karlheinz Deschner, „Die Politik der Päpste im 20. Jahrhundert", Hamburg 1991, S. 13

75 Nietzsche, „Der Antichrist", S. 62

76 Friedrich Nietzsche: Kritische Studienausgabe, 1999, Nachlass, S. 116

77 Wilhelm Busch, zitiert nach Risi/Zürrer, S. 86

78 Otto von Corvin, „Pfaffenspiegel", Schwerte 1980, S. 119

79 Paul McCartney, Der Spiegel, „Sir Paul in der Klimafalle", 15.5.2008

80 Bertrand Russel, zitiert nach: Corinna Schwarzer (Hg), Soziale Normen und Skandalisierung, Münster 2008, S. 124

81 Erich Fromm, zitiert nach Hubertus Mynarek, „Papst-Entzauberung", Norderstedt 2007, S. 215

82 Brief an die Autoren des Buches von Armin Risi/Ronald Zürrer, „Vegetarisch Leben", Zürich 2006, S. 46

83 Jean Ziegler laut Hamburger Abendblatt 20.1.2006

84 Seifert/Pawlik, „Geheime Schriften mittelalterlicher Sekten", Augsburg 1997, S. 140

85 Jean Ziegler laut Hamburger Abendblatt 20.1.2006

86 Jean Ziegler, „Die neuen Herrscher der Welt", München 2003, S. 13 f.

87 Jean Ziegler, „Wie kommt der Hunger in die Welt?", 2002, Klappentext

Literatur zur Sendung und weiterführende Bücher zum Thema:

Jonathan Safran Foer, „Tiere Essen", Kiepenheuer & Witsch

Nina Messinger, „Du sollst nicht töten", Smaragd -Verlag

Dr. Gunter Bleibohm, Harald Hoos, „Totentanz der Tiere", Geistkirch - Verlag

Gabriele, „Du, das Tier - Du, der Mensch, Wer hat höhere Werte?" Gabriele-Verlag Das Wort

„Das ist Mein Wort, A und Ω", Gabriele-Verlag Das Wort

K.H. Deschner, „Für einen Bissen Fleisch", ASKU - Presse

K.H. Deschner, „Kriminalgeschichte des Christentums", Die Frühzeit, rororo

Thomas Klein, „Fleischverzehr", Hygeia-Verlag

Manfred Karremann, „Sie haben uns behandelt wie Tiere", Höcker Verlag

Iris Radish, Eberhard Rathgeb, „Wir haben es satt!", Residenz Verlag

Helmut F. Kaplan, „Ich esse meine Freunde nicht", trafo - Verlag

„Der Verrat des Menschen an den Tieren", Vegi-Verlag

„Das Evangelium Jesu", Gabriele-Verlag Das Wort

„Lasst die Tiere leben", Gabriele-Verlag Das Wort

„Große Geister dachten anders", Gabriele-Verlag Das Wort

„Die große Gemeinschaft der Schöpfung", Constans

„Das tierfreundliche Kochbuch", Gabriele-Verlag Das Wort

„Kochbuch Tiere leben lassen", Gabriele-Verlag Das Wort

JESUS, DER CHRISTUS, KAM AUCH FÜR DIE TIERE

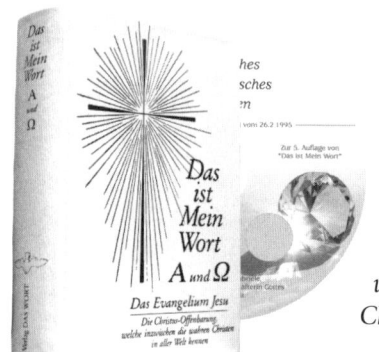

Das ist Mein Wort A und Ω

Das Evangelium Jesu
Die Christus-Offenbarung, welche inzwischen die wahren Christen in aller Welt kennen

Jesus war ein Mann des Volkes - nicht der Kirche! Erfahren Sie bisher unbekannte Details über das Leben und die Lehre des Jesus, des Christus. Durch das ganze Werk „Das ist Mein Wort" zieht sich wie ein roter Faden Seine Lehre an die Menschen: Natur und Tiere zu achten und zu lieben, z.B.:

Christus kam auch, um die Tiere von ihrem Leiden und ihrer Qual zu erlösen! – Achtung vor dem Leben der Pflanzen und Tiere – Jesus tadelt die Grausamkeit gegen ein Pferd – Wer in Gott lebt, ist mit allen Geschöpfen eins – Aussterben vieler Tierarten – Bedeutung vieler Tiere für das ökologische Gleichmaß – Das Gesetz von Saat und Ernte gilt auch im Umgang mit der Schöpfung – Tieropfer und Fleischnahrung – Tierversuche sind Gott ein Greuel – Die Nahrung, eine Gabe Gottes - Ernährung und Gesundheit nach Gottes Willen – Die Liebe Jesu für alle Geschöpfe – Über Gewaltanwendung und Blutvergießen. Bekehrung des Vogelfängers – Mit Tieren Geschäfte machen – Moses bejahte nicht das Tieropfer ...

Mit Audio-CD der Originalaufzeichnung eines Göttlichen Prophetischen Heilens, gegeben durch Gabriele, die Prophetin und Botschafterin Gottes in unserer Zeit; außerdem eine kurze Autobiographie von Gabriele

1128 Seiten, geb., Euro 19,80, inkl. Audio-CD
ISBN 978-3-89201-271-9

Lasst die Tiere Leben!

Was sagen große Geister?
Was sagte Jesus von Nazareth?
Was sagt die Gottesprophetie heute?

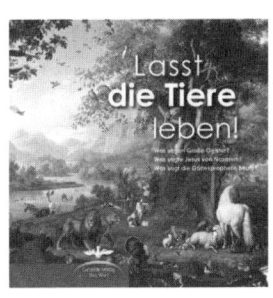

Apokryphe Schriften zeigen, dass Jesus von Nazareth und die Apostel sich fleischlos ernährten. Auch die frühen Gottespropheten sprachen unmissverständlich gegen Tiermord und Fleischverzehr. In diesem Buch sind Zitate großer Geister gesammelt, von Pythagoras über Einstein bis hin zu berühmten Zeitgenossen - sowie Aussagen der großen Gottesprophetie heute, gegeben durch Gabriele. Sie alle plädieren für eine geistige Evolution der Menschheit: die Ehrfurcht vor allem Leben.

108 S., kart. mit Farbbildern, Euro 14,50. ISBN 978-3-89201-327-3

*Das Leben
mit unseren Tiergeschwistern*

Du, das Tier -
Du, der Mensch

Wer hat höhere Werte?

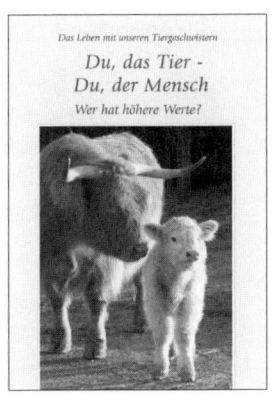

D a s Buch für Tierfreunde, die noch dazulernen möchten. Aus dem Inhalt: Tiere nehmen über Schnupperbilder den Duft unserer Empfindungen, Gedanken und Worte auf und verhalten sich entsprechend • Kommunikation mit Tieren über Ton-Bild-Eingaben von Botschaften • Warum greifen Tiere an? • Die Entstehung des Menschen und der Erde • Das Ungeheuer Mensch: Schlächter, Schänder • Ratschläge für Ernährung, Tagesablauf u.v.a.m.

136 S., kart., Euro 9,50. ISBN 978-3-89201-227-6

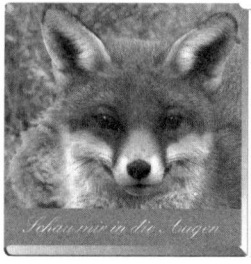
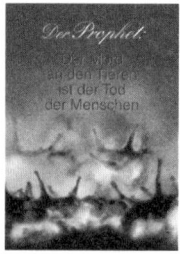 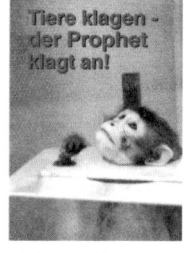 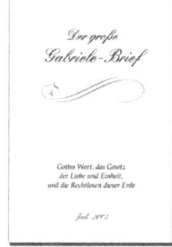